· 国家级非物质文化遗产"中医传统制剂方法（昆中药传统中药制剂）"项目
· 云南省社会科学界联合会支持项目
· 云南省科学技术协会支持项目

保护单位：昆明中药厂有限公司

《云药故事》编委会

实施主体：昆明中药厂有限公司、云南省中医药学会

项目组组长：杨承权
副组长：葛元靖　孙成
成员：金　凌　汪绍全　李　苑　杨美艳　刘　艳
　　　刘　键　周凤龙　闫立荣　杨映菊　任　涛

审核：谢民秀

主编：杨祝庆

撰稿：谢民秀　金　凌　刘　艳　孙　蓉　李淑红　张兴元
　　　胡　劼　白丽红　吴　叶　吴冬衡　陈宗凤　王云鹏
　　　钱　进　谢荣保　张孝坤　杨祝庆

档案征集：陈宗凤　王云鹏　陈晓英　赵小康
漫画作者：高　康
书名书法：高明开

云药故事

昆明中药厂有限公司 编

云南出版集团

云南人民出版社

图书在版编目（CIP）数据

云药故事 / 昆明中药厂有限公司编. -- 昆明：云
南人民出版社，2022.4
ISBN 978-7-222-21022-6

Ⅰ.①云… Ⅱ.①昆… Ⅲ.①中国医药学－文化－云
南－普及读物 Ⅳ.①R2-05

中国版本图书馆CIP数据核字(2022)第055908号

统筹编辑　周　颖
责任编辑　严　玲
装帧设计　刘光火
责任校对　任建红
责任印制　窦雪松

云药故事
YUNYAO GUSHI

昆明中药厂有限公司　编

出　版　云南出版集团　云南人民出版社
发　行　云南人民出版社
社　址　昆明市环城西路609号
邮　编　650034
网　址　www.ynpph.com.cn
E-mail　ynrms@sina.com
开　本　889mm×1194mm　1/32
印　张　5.875
字　数　186千
版　次　2022年4月第1版第1次印刷
印　刷　昆明美林彩印包装有限公司
书　号　ISBN 978-7-222-21022-6
定　价　40.00元

云南人民出版社微信公众号

序　言

　　习近平同志指出："中医药学凝聚着深邃的哲学智慧和中华民族几千年的健康养生理念，是中国古代科学的瑰宝，也是打开中华文明宝库的钥匙。"他强调："要加强古典医籍精华的梳理和挖掘。"中共中央、国务院印发的《"健康中国2030"规划纲要》，号召"大力传播中医药知识"。在这种形势下，编辑出版《云药故事》恰逢其时，很有价值。

　　《云药故事》填补了长期以来云南中成药的人文与社会科学普及知识的空白。中医药知识是自然科学和社会科学、科技知识和人文知识的双重结合，彼此相辅相成。自然科学的发展，离不开人文与社科知识的滋养。长期以来，中成药研究围绕技术质量开展了标准化、临床试验、规范认证等自然科学研究，建立了比较完整的技术质量体系，取得了很大进展。而其中的人文知识和社会科学知识的整理研究却比较缺乏。云南中医药的人文知识和社会科学知识研究，特别是古典医籍的整理研究，比较薄弱。如《滇南本草》，几十年来，出现了植物学、化学、药学等方面的许多研究成果，但对其中的医史、药史、方史等若干学科的整理研究较少，这影响着以《滇南本草》为核心的云南中医药文化的发展。皮之不存，毛将焉附？文化的萎缩，必然导致科技的孱弱。《云药故事》整理散逸的史料，梳理和挖掘云南传统中成药的人文知识和历史事迹，记录和还原了部分历史文化，为我们全面认识中成药的传承脉络及变化发展规律补足了短板。

　　《云药故事》是云南中医药非物质文化遗产保护的新成果。联合国教科文组织《保护非物质文化遗产公约（2003）》将建立非物质文化遗产档案作为九大保护措施之一，向各成员国推荐。昆明中药厂有限公司（以下简称"昆中药"）传承和保护的国家级非物质文化遗产项目"中医传统制剂方法（昆中药传统中药制剂）"是云南省第一个国家级中医药遗产。保护单位用建档这一种可持续性保护的方法，抢救性地记录了历代昆明中医药人创造的传统知识和实践技艺，为云南中医药非物质文化遗产保护起到了表率作用。他们将搜集、征集和记录的档案、文献资料加以收藏、编目，建立档案数据库，并及时编纂和整理出版，成功实现了文化资源的创造性转化、创新性发展。这种将档案的固态传承与药工的活态传承相结合的方式，不仅"让收藏在博物馆里的文物、陈列在广阔大地上的遗产、书写在古籍里的文字都活起来"，而且促进了中医药现代化发展。

　　《云药故事》是群众喜闻乐见的中医药通俗读物，缓解了文化供给不足的状况。2000年1月1日起，我国实施处方药与非处方药分类管理制度。处方药必须凭执业医师或执业助理医师处方才可调配、购买和使用；非处方药则不需要凭执业医师或执业助理医师处方即可自行判断、购买和使用。这一制度把个人作为健康的主体，给居民一定的药品消费自主选择权，方便了群众自行治疗、处理日常生活中的轻微病症及身体不适。同时，倡导个人"学会依靠药品标签和说明书，合理选购并正确使用非处方药"。《中国公民健康素养》也把"能看懂药品的标签和说明书"作为公民健康素养的基本技能之一。标签和说明书是经国家药品监督管理部门核准的。然而，由于中成药及其名词术语具有深刻、具体的含义，不易被普通群众所理解。因此，对其加以科学、易懂的解说是让群众读懂说明书的重要环节。为此，本会与云南省中西医结合学会、云南省民族医药学会等学会合作，于2017年协调云南省科学技术协会给予资助，利用政府资金，支持昆中药公司，在前期工作的基础上，继续挖掘和创作中成药科普小品文"云药故事",由执业药师仔细审定,并在网络上传播,供群众利用。这在一定程度上缓解了优质科普读物供给紧张的状况。这种产学政+网络的科普方式,是本会构建中医药健康科普知识创作与传播机制的成功尝试,为传播中医药知识趟出了新路。它被列入云南省中医药大众传播工程,起到了良好的示范和引领作用。

《云药故事》是改善中医药文化认知的优质作品。2017年7月1日起,《中华人民共和国中医药法》开始实施。《中医药法》规定:"县级以上人民政府应当加强中医药文化宣传,普及中医药知识,鼓励组织和个人创作中医药文化和科普作品。"随着《中医药法》的实施,人民群众对中医药文化的新认知会被逐步纳入再社会化过程,从而获得新的认知框架。这一新的认知,是坚定文化自信与文化认同的基础,也是涵养中医药科技创新与发展的沃土。《云药故事》这类大众化科普作品,在塑造中医药文化新认知上,无疑是不可或缺的。它必将改善整个社会的文化结构与质量,增强民族文化自信心、自豪感,促进中医药文化的繁荣与发展。

本会主张中医药科普作品应为群众解难,解说其理解之难。《云药故事》所解之难正是群众所急需的。标签和说明书看不懂是群众经常碰到的难题、痛点。解说小品文以此为题,不空洞,真切地帮助群众理解药品知识,善莫大焉。说明书的知识信息均以国家标准或《中国药典》为准,科学、客观、公正地表述。文中的解说材料,除少数药工口述外,均为档案古籍文献史料,用史料解说药品,不虚妄,有根有据,讲明其来龙去脉,使阅读者不再难懂。对含义精确而单一的专门术语,依据中医药理论和前人知识加以阐发,不做虚假的夸大宣传。有的用现代研究成果,为药品增添了新的信息,拓展了知识点,便于读者清晰而明确地掌握。用通俗、科学的语言,增强了小品文的可读性和形象性,言简意赅。诸如此类的做法,化深奥为通俗,意思浅显明了,普及了中医药基本知识,保留了中医药文化的精髓。

现结集出版，群众学习更加方便，其社会影响力也会更大。我们希望本会同仁，本着唐代医家孙思邈提出的"人命至重，有贵千金，一方济之，德逾于此"仁心仁术，继续讲好一方一药故事，创作更多的精品力作，传播生动有趣的中医药知识和文化，个个预防，促进人人自我享有健康。

云南省中医药学会会长　郑进教授
副会长兼秘书长　葛元靖教授

2020年10月23日

目 录

前 言

习近平总书记指出："要深入发掘中医药宝库中的精华，推进产学研一体化，推进中医药产业化、现代化，让中医药走向世界。"这为中医药发展指明了方向。

新冠肺炎疫情暴发后，习总书记再次发出号召，指出："过去，中华民族几千年都是靠中医药治病救人。特别是经过抗击新冠肺炎疫情、非典等重大传染病之后，我们对中医药的作用有了更深的认识。我们要发展中医药，注重用现代科学解读中医药学原理，走中西医结合的道路。"

中共中央、国务院印发《关于促进中医药传承创新发展的意见》，提出125项具体措施，明确指出"实施中医药文化传播行动"。

2021年6月29日，国家中医药管理局、中央宣传部、教育部、国家卫生健康委和国家广电总局联合印发《中医药文化传播行动实施方案（2021—2025）》。该方案提出，要"做好中医药文化资源挖掘整理，充分利用可移动及不可移动文物普查结果，廓清中医药文化资源现状，凝练推出一批具有中医药特色和浓厚底蕴的中医药典故和名家故事"；要"创作一批承载中医药文化内涵的中医药题材纪录片、动漫、短视频等文艺作品，讲好中医药故事"。

2020年11月19日，中共云南省委、云南省人民政府印发《关于促进中医药传承创新发展的实施意见》，也提出："加强中医药古籍文献、经典名方、口传心授等医药资料的抢救收集、整理研究和推广应用。"，要"系统挖掘整理滇南医学流派及地方流派学术思想、名家经验，编纂系列丛书"，结合云南实际作了部署。

昆明中药厂有限公司（以下简称"昆中药"）是"中华老字号"企业、中国非物质文化遗产保护单位。明洪武十四年（1381），随军军医朱双美入滇，制售小儿化风丹，世代传承。明末御医孙光豫回昆创立万松草堂，制售小儿救急丹等成药。清道光六年（1826），体德堂在昆明开工，制售郑氏女金丹等成药。清咸丰丁巳年（1857），福林堂在昆明创立，制售糊药、再造丸等成药，驰名于世。此后，曲焕章大药房、聂耳父亲的成春堂（现聂耳故居）、名医姚静仙的福元堂、戴显臣的万和堂等相继创立。中华人民共和国成立后，上述药铺与其他共82家中药铺，在1956年全行业公私合营时，并入"公私合营昆明市中药材加工厂"（昆中药的前身），各家药铺的制药工艺技术知识和文化汇集一厂。

昆中药公司是昆明中医药的集大成者，传承了旧时昆明中医药的精华。昆中药是云南医药（以下简称"云药"）的杰出代表。历史上，云药在清末已享誉九州。"北有乌鸡白凤丸，南有郑氏女金丹"是当时的流行语。道光年间，云南体德堂的郑廉臣和玉六药房的翟玉六，因进贡郑氏女金丹和止咳丸有功，诰授"中宪大夫"和"奉正大夫"，受到表彰。

由于年代久远，现除福林堂、成春堂仅存外，其余80多家老药铺都已消失。历经六百多年的沧桑岁月，历史悠久、底蕴深厚的云南中医药文化，史籍几乎未载。不少珍贵资料在搬迁和战乱中被烧毁、遗失。"文化大革命"期间，许多文物、档案资料和建筑被损毁，吉光片羽，所剩无几。传承谱系不清，配方衍变不明。独具特色的云南中医药科技史、文化史缺乏整理，鲜为人知。抢救昆明地区的传统中药文化遗产，已刻不容缓！

2014年11月，"中医传统制剂方法（昆中药传统中药制

剂）"入选第四批国家级非物质文化遗产代表性项目名录，是
云南省第一个。

在实施保护过程中，昆中药采访了50多名老药工、老药师
和老药铺的后代，征集到一批具有云南中医药特色和云南文化
底蕴的历史典故、名家故事、名人掌故、地方习俗等档案文物
资料。这些资料是640年昆明中医药文化的见证。如何利用这
些资料，延续历史文脉？挖掘整理中药史、讲清中药史，是非
遗保护的一项基础工作。

根据《中华人民共和国非物质文化遗产法》，昆中药组
织由药学、生物学等学科的高级专业技术人员15名组成专家
团，分批整理。重点整理非遗"昆中药传统中药制剂"历史故
事，反映云南老药赖以孕育与发展的历史文化。制剂是文化的
结晶，文化是制剂的母体。按照非遗评审标准，"传统中药制
剂"入选的是有至少100年以上的历史产品。昆中药公司选取
了83个传统中药制剂和云南特产，作为整理重点。

中医药理论、术语不易被一般群众所理解，而群众又急
需，因此，2012年起昆中药请专家以科普小品文的形式，记
述非遗老药的历史故事、名医事迹、趣闻轶事和传说等，深
入浅出、化繁为简、通俗易懂。小品文一药一篇，每篇1千字
左右。

小品文以知识性、趣味性和可读性为编创目标。要求：
①内容属医药科技史、文化史学科。所用素材，不胡编乱造，
均以产品档案、文物、文献资料为依据，精选而入。每篇至少
有一个历史故事，主要记述其来源（始载文献）、创制时间、
创制人事迹、制售药铺、衍变过程、技艺特色、云南地道药材
配伍情况及现状等。②不使用过多的专业术语，避免专业概
念堆砌，避免程式化语言。多用炮炒煅炙、蒸煮切捣等大众日
常生活技艺、习用经验、本土文化、民间知识等，以小见大，
辨证地反映制药技术的源头和成果，尤其要突出地域和民族特
色。涉及非遗制剂的功能与主治，以国家药品标准、《中国药

典》等为依据，科学表述，传承前人的用药经验和技术。不做虚假夸大宣传。

在云南省中医药管理局和云南省科协技术协会的支持下，2013年4月至2014年12月在《云南日报》开设"云南老药经典解读"专栏。专栏每周登载一篇，共连载《糊药：锅巴也入药》《止咳丸的故事》等45篇，云南日报网同步发布。登载后，深受群众欢迎。

应读者要求，云南省中医药学会组织行业专家具体指导，继续整理第二批云南老药故事。学会成立了项目组，并把整理与传播相结合，利用云南省中医药管理局主管的网站"国医在线"开设"云药故事—昆中药篇"专栏、"云南中医"微信平台同步发布，满足普通群众需要。该项目获得云南省科学技术协会提升科技社团服务能力创新发展项目"中医药非物质文化遗产科普示范基地建设（第1期）"资助。2015年9月至2017年12月，顺利整理和发布《七宝美髯颗粒的故事》等38篇。两批共登载83篇。

云药故事，以原始的、真实的第一手档案文物为主要材料，辅之于药工口述，不哗众取宠，尽力还原云南老药的历史事实。这些短篇，以昆明中医药界"大药厚德，疴瘵在抱"的职业道德、"精工修合丸散膏丹，遵法炮制生熟饮片"的行规为主线，回顾了以兰茂为代表的滇南医药学家的发明和创造，叙述了云南四大名医吴佩衡、戴丽三、姚贞白和康诚之、医学流派的高超医术及其家传验方，记录了国家级非遗代表性传承人张元昆等药工精湛的制药技艺。通过故事，表现了昆明中医药人独特的创造力、云南各族人民利用生物多样性资源精巧的传统知识和智慧及云南老药浓郁的地方文化特色，展现了云南中医药为丰富文化多样性和祖国医学作出的重要贡献。通过这些故事，弘扬了昆明中药业精益求精的工匠精神，达到了保护非物质文化遗产，"营造珍视、热爱、发展中医药的社会氛围"的目的。

云药故事刊登后，反响较好。《癫痫宁片诞生记》《宁人的柏子养心丸》等许多篇章被人民网/中国共产党新闻网、中国青年网等主流媒体转载，影响较大。2017年6月4日，云南广播电视台在"云南新闻联播"的报道中，推介了"云药故事"微信服务给百姓带来的方便。2017年底，昆中药公司获得云南省卫生和计划生育委员会、云南省中医药管理局颁发的"大众科普传播团体杰出贡献奖"。2019年11月28日，昆中药公司"挖掘非遗档案，传播中药文化"事迹，获得国家档案局评选的全国企业档案信息资源开发利用优秀案例一等奖。国家档案局发文通报表扬了我们的成果：2019年在《中国档案》增刊上刊发了我们的做法，向全国推广。

本书是上述《云南日报》和"国医在线"网站专栏文章的结集，阅读起来会更方便。这次汇编，每篇新配漫画1幅；内容不变，顺序照旧；个别篇章略有修改；篇末注明作者姓名。不足之处，敬请读者批评指正。

《云药故事》编委会
2021年11月

糊药：锅巴也入药

锅巴，昆明叫盬粑（gū bā），是熬糊涂或煮饭时，留在锅底的一层糊糊的脆皮。就是这层脆皮，做成糊饭，昆明老辈人常常用它来做药。这种药就叫糊药，是昆明的百年老药。

糊药，中华人民共和国成立前叫"消食糊药散"或"糊药"，那时昆明的许多药铺，如福林堂、仁寿堂等都配制并出售。小儿肚子疼，吃了隔着，不消化、拉肚子或嗳腐吐酸、腹泻，大人常常买几包糊药来喂下，效果显著。糊药因此远近闻名，成为人们居家常备的中药。

为什么叫糊药呢？因为这种药里有糊饭和糊酒药。糊饭就含有上述的锅巴，它起调胃下气的作用。糊酒药，又称酒药，是酿酒或制酱时引起发酵的块状物，它有消谷止痢的作用。二者是这剂药的主要成分，因而从这两味药中各取一字来命名这剂药。在中成药里，这是常用的借代命名法。

酒药是云南人渥白酒，即酿造甜白酒所不可缺少的引子。寒冬腊月，农家人都要买点酒药来，自己在家里渥吃。我小的时候，妈妈每年都用酒药来渥白酒。浓浓的酒香飘来，节日的气氛也散开了。这是造酒用的酒药。然而，造药用的酒药，力量比它更强，它还有一个专门的名称，叫"神粬"。糊药里也有神粬。

过去，糊药里除了糊饭和糊酒药外，还有糊鸡脚、糊猪骨、糊羊骨，

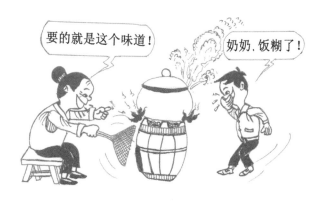

甚至还有炒蚕豆、炒苞谷。后来处方统一，这些食物与药物分开了，而加入了糯米饭和鸡内金。糯米饭能益气暖胃、止泄平逆；鸡内金即鸡肫儿，可治小儿食滞、大人反胃。调整后的糊药，可以说是"得古人之意而不泥古人之方"。那何为古人之意呢？

从前，在滇中一个彝族村寨，大家正在围着火塘烤火。阿妈急切地敲开毕摩家的门说，阿黑上吐下泻，请阿公去看看。原来，昨天是六月二十四火把节，小孩阿黑跟着大人们去祭祀、烧火把、点香，玩耍得很尽兴，晚上全村人聚餐，阿黑吃得很多，现在肚子气鼓食胀，直打馊嗝。毕摩是村里的长老，识天文、懂彝文、会医药。来到阿黑家，毕摩点上三柱香，把昨天祭祀用的斋饭、鸡脚、鸡骨和羊骨烧焦成灰，调成汤让阿黑服下。不久，阿黑的肚子不胀了。毕摩的经验传了下来。滇中彝族传唱着猜花调："什么烧来能打食，什么煮来不能吃？糊饭烧来能打食，狮马象驴不能吃。"云南是世界栽培稻谷、荞麦、茶、甘蔗等作物的起源地，相关的传统知识极其丰富。

吸收了彝族的经验，糊药的立意在于开胃消食、理气、化滞。

锅巴要烧到什么程度？这就涉及糊药的制法。糊，同"煳"，焦煳煳的意思。糊药，除陈皮外，其余成分均要炒成焦煳煳的形状。炒焦的工艺悠久，至少可追溯到东晋葛洪时代。此后，炒焦的分寸和用具更细。例如，"焦糯米"，明代李梴《医学入门》（1575）称其为"糯米糊"。炒鸡肫儿，云南民间习俗是用新瓦干焙，不用铁锅。这种技艺为何人发明，已无从考证。总之是流传久远，使用至今，从未间断。如今，该技艺已从手炒发展到机炒。以上这些都是活着的非物质文化遗产，是文明的见证。

如今，糊饭、焦糯米、焦麦饼和焦酒药4个炮炙工艺已载入《云南省中药饮片炮制规范（1986）》和《云南省中药饮片标准（2005）》，成为宝贵的制药技艺。

现在竖在福林堂老店门口的石碑，还记载着糊药的往事。糊药以寻常谷物解饮食之忧，立方之巧，古今罕见。糊药寒而不冷，下而不伤，用于婴幼儿腹泻等属食积内停者，的确是一剂温情良药。如今，糊药已成为云南的特产中药，仅有昆中药、大理州中药公司生产。

（杨祝庆）

止咳丸的故事

一个药物流传了100年，它留给我们的不仅仅是药本身，更有药物主人的思想、信仰和价值观等经验和精神。止咳丸的创始人翟玉六及其儿子的品牌观点，就值得今人细细体味。

打开尘封的档案，这头戴瓜皮帽、身穿布衫、目光炯炯注视着我们的，就是翟玉六。时光回到60多年前——1952年，昆明市威远街，门牌1210号，门头挂着"翟玉六药房"，翟玉六的儿子翟少六就坐在门边，为上门看病的人号脉、抓药。那时，翟玉六止咳丸已经制售50多年了，而且经常发现有假冒止咳药，为了防止奸商造假，翟少六在药袋上印上父亲翟玉六的真像商标，便于病人识别。在仿单上，他声明："自公元一九五二年起改用现式仿单，诸君购服请认准真像商标，庶不致误。"这种用注册商标来防止假冒、巩固药品在消费者心中的地位、维护市场秩序的做法，在云南中成药制造史上并不多见。翟少六的这一招，保住了止咳丸的牌子。

牌子的背后，是医德的精诚。根据云南信息报社编著的《老字号》记载，光绪甲午年（1894），云南知府患肺病，整日咳痰吐血不止，生命垂危，当时被翟玉六治愈的"钱王"王炽推荐翟玉六为知府治疗。翟玉六使用针灸及家传秘验方，第一疗程就把知府的咳血止住，第二疗程知府的咳嗽缓解，五个疗程后，知府的气喘也好了，一个月后完全康复。知府重金酬谢，翟玉六推辞不受，但他的医术自此在昆明广为流传。唐代著名医学家孙思邈认为，医道是"至精至微之事"。翟玉六的精勤不倦，为止咳丸的创制开启了医源。

1907年，翟玉六在祖传秘方的基础上，改进并创制了"翟玉六止咳丸"。翟玉六的家传验方，是在宋代医学名著《太平惠民和剂局方》的"苏子降气汤""定喘汤"基础上升华而成的。本方的特点是22味超大组方，多而不杂，层次分明，独有的"降气"功能，加之止咳、化痰、平喘和散寒，五位一体，这在治疗风寒咳嗽的纯中药中绝无仅有，特别适合中老年急慢性支气管炎。止咳丸由于处方独特、疗效确切，问世以

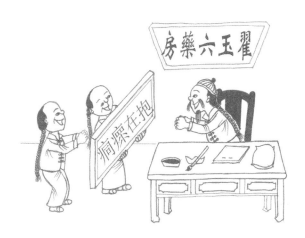

来，在云、贵、川等省均有较高的知名度，在云南更是家喻户晓的常备治咳良药，久销不衰。

1916年，名士袁嘉谷与赵藩上门拜会翟玉六。袁嘉谷题写"良医也"三字相赠。赵藩称他"疴瘵在抱"。两人请姚安画家赵鹤清刻制"良医也"和"疴瘵在抱"两块匾，悬挂于翟玉六药房正厅，表彰他的医术和德行。

中华人民共和国成立后，1956年公私合营时，翟玉六止咳丸并入"公私合营昆明市中药材加工厂"，一直生产销售至今。止咳丸收载于1974年版《云南省药品标准》之中。1996年，止咳丸的质量标准上升为国家标准，收载到《中华人民共和国卫生部药品标准》中药成方制剂第十一册。根据国家标准，止咳丸的功能与主治为："降气化痰，止咳定喘。用于风寒入肺，肺气不宣引起的咳嗽痰多，喘促胸闷，周身酸痛或久咳不止，以及老年支气管炎咳嗽。"止咳丸，这个云南省的传统中成药，目前已被列为国家医保目录（乙类），供患者使用。

止咳丸100多年来的沧桑经历，凝集着诸多医道精神，值得我们保留、发掘和传承。

（钱进）

宁人的柏子养心丸

在昆明的一个活动中心里，用扁柏树苗来做绿化带。一簇簇扁柏树苗挤在一起，扁扁的，宛如一张绿色的风琴。柏树的数量之多，令人惊讶。我向来觉得扁柏是稀罕之物，有一两棵便了不起。眼前，如此密密麻麻地在一起，却从未见过。

扁柏的正式名称叫"侧柏"。云南人习惯叫它"扁柏"。它的小枝无论怎样细密，都绝不蓬松四散，而是扁平的，排成一个平面，像被木板压平的一样。叫它扁柏，一听便知。此外，还叫它香柏、片柏或片松。

扁柏是云南的珍贵用材。平时很少用。一遇红白喜事，就少不了它。民间常用扁柏的叶子来"打醋炭"，或插在供桌上的花瓶里。小时候，大人常叫我们小孩子爬到扁柏树上去扯扁柏叶，那笔直的树干上细细的干枝，一不小心就会被划伤。因此，我对扁柏记忆深刻。10多岁时，我们从一个林场边带回一棵小指大的扁柏树苗，栽到院里，如今已是碗口粗。每到年关，邻居都会来要点扁柏叶去烧香用，显得很稀奇。就是这种扁柏，它的种仁是一种养心安神的药。

在云南，扁柏入药，历史悠久。500多年前，云南地方医药典籍《滇南本草》就记载了扁柏叶，用它治疗各种出血症。除汤药外，成药用得最多的要数柏子养心丸。

柏子养心丸是昆明老辈人常用的中成药。过去，一些年老体弱的人，在床边常常放着这种药，用它来安神助眠。现在，它依然是补气养血的安神药。

柏子养心丸来源于明代彭用光编著的医学丛书《体仁汇编》。自明代以后，可能该书随军医传入云南，于是本省逐渐使用这一中成药。当时，这个药用来治疗劳欲过度、心血亏损、精神恍惚、夜多怪梦、怔仲惊悸、健忘遗泄等病症。

同其他中药一样，昆明的柏子养心丸大致出现在清朝中晚期。那时，昆明开始出现手工作坊制丸药。那时的做法是先把柏子仁蒸熟，放入研钵内捣成泥，其他药磨成粉末，拌匀，再用蜜炼成丸，有梧桐子大小即可。其做工细腻。药肆多为私人开设，医与药并行，医师兼药师。药铺仅有一两人或三五人打理。制成的丸药数量有限，仅为上门的患者制售。

1952年，昆明民生街上的仁寿堂，店主叫杜春荣，制作柏子养心丸出售。他炼制的柏子养心丸，由柏子仁、茯苓、枣仁、生地、当归、五味子、朱砂和甘草八味药材组成，继承了以往的传统药方。因其疗效显著而深得患者信服。

在长期的使用中，柏子养心丸的成分不断变化。中华人民共和国成立前的私人药铺尤其如此，配制的处方庞杂，成分不统一。中华人民共和国成立后，1954年，昆明市人民政府卫生局组织国药业同业公会制定统一的药方，柏子养心丸才按规定的成分、分量配制。柏子养心丸，在原来的基础上增加了口芪和党参两味药材。口芪养阴补气，党参滋阴降火。增加这两味药材后，柏子养心丸滋阴清热的功效更加突出。这一调整，一直沿用到现在。

2010年版《中国药典》一部把柏子养心丸作为成方制剂收载。现在使用的柏子养心丸，是按该药典的处方标准生产的。其继承了古方古法，效率高，稳定性好。本药由柏子仁、党参、炙黄芪等共十三味药材组成，具有"补气、养血、安神"的功能，用于"心气虚寒，心悸易惊，失眠多梦，健忘"。医家认为，调肝、肺和肾三脏，以达到养心的目的，是本方的主旨。方中，柏子仁参与纠正气血偏差、怡养心志，发挥了一定的作用。

（杨祝庆）

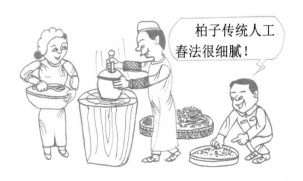

舒肝颗粒情结

在健康的法则里，舒适重于一切。人们怀着对药物的理解，在不断地尝试中，寻求舒适的灵感。于是，云南人做出更为舒适的解忧之法。

1938年4月的一天，在昆明正义路姚济药号里，医师姚贞白正在为患者号脉。一个头戴蓝布帕的妇女说："听一个大姐介绍，我才来找你家的。"号完脉，他给妇女抓了一包"逍遥散"。姚贞白是女科名医，是清乾隆时名医姚方奇的后裔，他家世代为医。根据1999年版《云南卫生通志》记载，姚氏治病，经方与时方并重。姚贞白将宋代《太平惠民和剂局方》中的逍遥散，化裁为十九方治疗妇科疾病，说明他既能承袭前人的成就，又能创新。

逍遥，就是自由自在、无拘无束的意思。这是多少人追求的美好境界啊。医家借此来命名一剂中药，叫"逍遥散"。逍遥散最初是用来"疏肝健脾，养血调经"的。用于"肝郁脾虚所致的郁闷不舒、胸胁胀痛、头晕目眩、食欲减退、月经不调"。

以前，散落街边的中药零售商，组成了一个组织，叫"昆明市药材业同业公会"。1938年，昆明市药材业同业公会主席张万钟，将逍遥散等成药送到"云南全省卫生实验处"化验，结果化验合格。该处处长姚寻源签发了《成药许可证》，准许逍遥散等成药在全省销售。

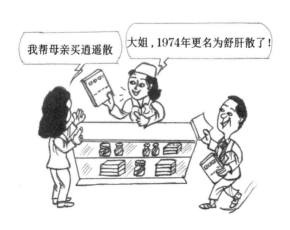

云南老辈人用的逍遥散，与内地的不一样。它在《太平惠民和剂局方》"逍遥散"的基础上，加了丹皮、栀子和醋香附三味药，除组成外，在剂量上也有所调整。因此，与局方逍遥散相比，该方在疗效上有一些差异：局方逍遥散的药方偏热，有肝肾阴虚所致的胁肋疼痛、咽干口燥、舌红少津者慎服。而云南方逍遥散的药性清凉，舒肝理气，散郁调经，增强了理气和解郁的作用，以柴胡增强了解郁热的效果，对肝气不舒、肝郁气滞所导致的系列症状，效果明显。也就是说，云南逍遥散，以温和的方式，拂平烦躁的内心。云南逍遥散，更加适合云南人使用。

舒适无止境，剂型在变化。中华人民共和国成立初期，云南方逍遥散，以"逍遥散"之名，收载于《昆明市人民政府卫生局审查合格国药八十一种成药配方目录》①中。1974年，更名为"舒肝散"，收载在《云南省药品标准》中。1985年，在舒肝散的基础上，通过剂型改进而得到"舒肝冲剂"。

1985年，舒肝冲剂研发成功并取得批准文号，准许生产。但患者并未见到舒肝冲剂，因为它作为后备品种一直没有上市。1995年3月，它被投放市场，温和的舒肝冲剂找到了自己的位置，迅速得到了患者的认同。一时间在云南市场上掀起了一股抢购风潮。有昆明女士对舒肝冲剂已形成特殊情结。

1995年11月，舒肝冲剂在含糖型颗粒的基础上，增加了低糖型颗粒。1998年，更名为"舒肝颗粒"，并收载于国家《卫生部药品标准·中药成方制剂》17册中。按照国家标准，舒肝颗粒的功能与主治为："舒肝理气，散郁调经。用于肝气不舒的两胁疼痛，胸腹胀闷，月经不调，头痛目眩，心烦意乱，口苦咽干，以及肝郁气滞所致的面部黧黑斑（黄褐斑）。"前一句是功能，后一句是适用的症状。

舒肝颗粒的长处是处方性平，微凉。方中的醋香附增强了疏肝理气止痛的作用，丹皮和栀子增强了柴胡解郁热的效果，重点是治疗肝气不舒、肝郁气滞的症状。

所有这些一代接一代的追寻，它们所调养出的身体的舒适，令人感恩不尽，并且形成一种叫作情结的部分，融入我们的生活。

（谢民秀）

---

① 《昆明市人民政府卫生局审查合格国药八十一种成药配方目录》，简称《昆明81种成药配方目录》或《昆81方》。

益气健肾膏：能喝的"膏药"

如果你觉得，膏药总是用来贴的，那就错了。云南人的制药工艺与众不同，在常常用来贴的膏药和熬煮的汤药之间，创出了一种全新的样式——能喝的膏药。这种膏药制成宛如糖馀一样的半流质状，不贴不熬，口服使用，极其方便。

这种膏药的正式名称叫"膏滋剂"，它是一种能喝的"膏药"。其实，它也是一种传统的中药剂型，使用历史悠久，只是长期以来没有一种适合的载体。而益气健肾膏则采用了膏滋剂，使这一古老的剂型承载了新的内容。

20世纪60年代，云南成立云南药用植物研究所（20世纪70年代称中医中药研究所），开始研究丰富的云南动植物药材。经过几十年的探索，到1979年已经有了一定的规模。研究所开展了中医药和民族医药的开发研究，取得了不少成绩。其中，所长张震结合自己的治疗经验，常开出名为"扶正抗衰"的汤剂给患者，效果显著。

1928年出生的张震，云南人，系能用中西医两法治病的医师。他根据中医阴阳气血互根及"虚则补之"的理论，联系现代科学的认识，设计本方。他继承宋代《太平惠民和剂局方》"妙香散"、明代魏直所撰《博爱心鉴》"保元汤"、清代陆懋修所集《世补斋医书》"桑椹膏"的传统，结合个人的临床经验，组方施药。该药由黄芪、枸杞、灵芝、人参等十二味中药组成。张震把它作为滋补、抗衰老、增强体质的药物来使用。

根据上述验方，生产厂家于1991年研发为膏滋剂。方便和显效是制成膏滋剂的主要原因。1993年，该方曾在云南省药品检测所做过药效学试验和毒理试验。研究显示该方有抗疲劳、抗缺氧、抗衰老的作用，并有扩展冠脉、改善心肌营养、降低血脂的功能，对于中老年保健和久病虚衰病后康复均有作用，被认为是一个安全的良好免疫剂。

1994年，云南省卫生厅组织云南省人民医院、云南省红十字会医院和昆明市中医院，做了150例"扶正抗衰膏"临床试验。结果显示：该药用于"气阴两虚"症疗效显著。1996年5月，云南省卫生厅审核后，批准生产"扶正抗衰膏"。2002年，经国家药品监督管理局审定，该药更名为"益气健肾膏"。同时，核发药品批准文号，准予生产益气健肾膏。2011年9月，该产品的检测方法获得国家发明专利。

根据国家标准，益气健肾膏的功能与主治为："益气养阴，培补脾肾。用于气血两虚、脾肾不足所致的乏力气短、自汗盗汗、口干咽燥、头晕耳鸣等症。"

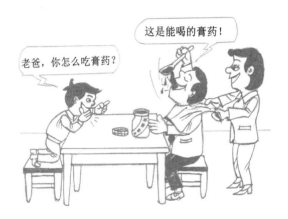

益气健肾膏的特色在于养阴。在益气健肾膏处方中，除人参、黄芪外，还有枸杞子、山药、茯苓、女贞子、淫羊藿、灵芝等。除益气外，它重在养阴，培补脾肾，故可治疗气阴两虚、脾肾不足所致的乏力气短、自汗盗汗、口干咽燥、头晕耳鸣，用于中老年保健及经化疗或放疗后免疫力极度低下的患者。2017年5月，张震获得"国医大师"称号，他说，益气健肾膏适合于"亚健康"人群。

益气健肾膏，这个能喝的膏药，不仅沿袭了一种古老的剂型，而且成为开发云药的一个典型案例。

（李淑红）

感冒疏风丸：乍暖还寒好将息

"……冷冷清清，凄凄惨惨戚戚，乍暖还寒时候，最难将息……"每每读到李清照的这首词，我不免猜测，这位词人是感冒了，而且感冒得不轻。她不仅是感情受伤，更有身体的伤风。

我这一猜测是有道理的。一般而言，感冒有两个因素：内因和外因。当一个人吹了风，淋了雨，受凉了，又没休息好，劳累压力大，抵抗力下降，难免不感冒生病。而李清照此时恰好两者兼而有之。你看，外因，李清照当时面临的是"晚来风急"，就是说，到了傍晚，刮来阵阵秋风，"乍暖还寒"，大自然四季更替，风雨无常，花开花落。她可能为此受了风寒。内因，她说自己"憔悴损"，加上她那时的情志，孤寂，辗转难侧。内外因相加，哪有不伤风的。

李清照是北宋时期的人物，那时，离东汉末年就出现的风寒感冒药"麻黄汤"与"桂枝汤"已有900多年了。这两剂药那时已相当成熟了。不过，这位中国历史上最著名的女词人是否真的用过就不得而知了。我们知道的是，云南人使用这两剂药，还比李词人更晚。在她之后至少四五百年，也就是说到了明朝，云南才引进和使用"麻黄汤"与"桂枝汤"。

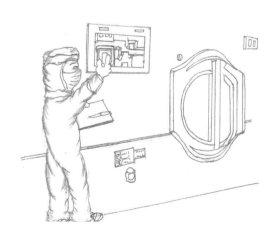

作为汤药，这两剂药到清末昆明用得更加广泛。清光绪年间（1875—1908），昆明人戴显臣在药店学药，潜心《伤寒论》《金匮要略》等医著，后来在昆明孝子坊巷开设万和堂药店，兼行医，给人看病，常用这两剂药配伍。

中华人民共和国成立前，昆明中药铺制售的苏风丸处方不统一，名称也混乱。中华人民共和国成立后，政府规范了成药处方。1954年，昆明中成药审查登记时，名医戴丽三将家传验方"感冒苏风丸"献出，统一给各中药铺生产。经昆明市工商业联合会药商业同业公会汇编，收载于《昆明81种成药配方目录》中，作为制剂标准。后来改名为"感冒疏风丸"。感冒疏风丸是麻黄汤与桂枝汤合方并加紫苏叶、防风、独活、桔梗和谷芽而组成的。

一位署名"星云"的老昆明人，在南蛮风文学网上发表回忆文章《糕点铺和中药铺》。文中说："我上小学二三年级时，跟爷爷奶奶住在城里的崇仁街，遇着伤风感冒、消化不良等小毛病，奶奶就让我到金碧路、三市街、东寺街上的中药铺里买苏风丸、山楂丸、仁丹、凉茶，吃上几回也就好了。对我印象最深的是苏风丸和甘草盐木瓜。苏风丸有一种是小粒小粒的，叫水叠苏风丸，买的时候，药铺里给你点苏叶，用苏叶泡水就着苏风丸吃，吃上两回感冒也就好了。"水叠，是制药的一种方法，原来用簸箕叠，现在用糖衣锅叠。制水蜜丸的糖衣锅，完全封闭在操作间内，与人隔开，洁净度更高，智能控制，效率更高。

在20世纪80年代，有家昆明的药企，在感冒疏风丸的基础上，研制出了新的剂型——片剂和颗粒剂，叫感冒疏风片和感冒疏风颗粒，服用更加方便。1996年，感冒疏风丸和感冒疏风片收载入国家《卫生部药品标准·中药成方制剂》，感冒疏风颗粒于2002年由"云南省药品标准"上升为"国家药品标准"品种。

根据药品标准，感冒疏风丸具有"辛温解表、宣肺和中"的功效，"用于风寒感冒，发热咳嗽，头痛怕冷，鼻流清涕，骨节酸痛，四肢疲倦"。

我眼前又闪现出李清照裹紧单衣的身影，不由得赠她一句："粒粒丸丸，叠叠密密片片，乍暖还寒时候，正好将息。"

（孙蓉）

板蓝清热颗粒：从大锅药到袋装药

"大锅药"，许多年轻人没有见过。20世纪80年代，一到春夏，云南各地都时兴熬大锅药。多数人，包括我在内，见到的已是熬煮好的汤药。单位同事一个挨一个地通知，到哪点哪点，去喝大锅药。到那里，身穿白大褂的人，从缸桶里舀出一碗，叫你喝下。那种苦甜苦甜的感觉，现在还回味在嘴边。听说，这是由防疫部门的人统一用口径两三米大的铁锅煮好，再分送到工厂、机关、企事业、学校等单位来的。人员集中的地方，一处一处地送去。喝到嘴里的时候，汤还热着呢。喝完就走，该干什么还干什么，一点不耽误你的时间。那时上班、上学的人，几乎没有没尝过大锅药味道的。

大锅药，在喝的汤里，加入以板蓝根为主的药材，起到抗流感病毒的作用。一般在流行性感冒易发的时节和地区熬制，能大面积预防流感传播。在那个惯于集中统一的年代，这一做法曾收到良好的效果。只是"大锅药"制作起来麻烦，不便保存。

技术的进步，带来了预防方式的多样化。于是，袋装药"板蓝根冲剂"势头更旺盛。制药工人把板蓝根做成细细的颗粒，装在小袋里，需要时，在杯子里一冲就溶化成汤药，使用起来更加方便。

云南是板蓝根的主产地，现在云南省金平、元阳等地有大面积的种植。与其他省区的板蓝根相比，云南产的板蓝根的有效成分含量较高，也更受当地人青睐。

2003年暴发了"非典"，中国内地是重灾区。在云南恐慌的人们在各大药店排起了长队，盲目抢购抗病毒的药品。其中首选药就是带板蓝根的药，如板蓝清热颗粒、板蓝根颗粒、板蓝根片、板蓝根冲剂等。让人感叹的是，疫情再次把人们集中在一起，如同当年的大锅药一样，只是这次是被动的。一个药厂的仓库里，板蓝根一夜之间竟被抢空。许多药店的板蓝根无不脱销告急。

现在，滇板蓝根的需求量越来越大。仅昆明一个药品生产企业一年的用量就达40多万千克。而板蓝清热颗粒等成药也成为云南名牌产品。板蓝清热颗粒具有"清热解毒，疏散风热，利咽消肿"的功效，用于"外感风热，热毒壅盛所致的感冒，头痛，目赤，咽喉肿痛；流感，急性咽炎，扁桃腺炎，腮腺炎见上述证候者"。通俗地讲，人体如果感受外热毒邪，出现喷嚏、鼻塞、流涕，有时咳嗽、咽痛、声嘶哑、流泪、恶寒发热、全身不适、头痛头昏、四肢腰背酸痛等外感风热证，就可使用。对于急性热病，如流行性乙型脑炎、流感、腮腺炎、传染性肝炎、麻疹等病毒性疾病，疗效确切。服药期间，饮食宜清淡，不吃辛辣刺激性食物，多喝水。

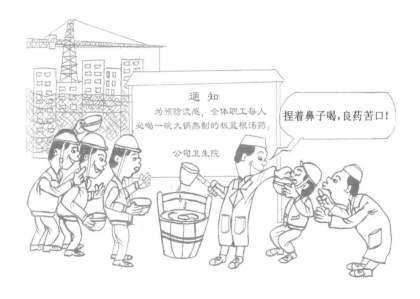

从大锅药演化为袋装颗粒，云南人优化了服用的方式，保留了板蓝根优良的品质。他们用一个世代相传的板蓝根来抵御瘴疠之气，既传统又时尚。

（白丽红）

清肺化痰丸与高山之情

　　1911年农历九月初九，云南都督蔡锷发动"重九起义"，32岁的医师李继昌带领家人和徒弟为革命军救治伤员，蔡锷对李继昌医术大为赞赏。1913年，蔡锷被袁世凯调到北京，结识名妓小凤仙。当时，小凤仙咳嗽不止，有一次过岗亭时，激烈地咳嗽差点惊动了岗哨。在小凤仙的掩护下，蔡锷秘密离开北京，赴天津，转道到日本，1915年12月回到云南昆明。细心的蔡锷即请李继昌购买了几种昆明的中成药，托人带给小凤仙。小凤仙服用后，身体渐渐康复。1915年，袁世凯称帝，蔡锷与唐继尧等人，于12月25日宣布云南独立，组织护国军，举兵讨伐袁世凯。护国枪声，迫使袁世凯退位，神州大地再现共和。

　　这段故事，后来被拍成电影《知音》，让一首同名歌曲传唱至今。"山青青，水碧碧，高山流水韵依依。"一代英杰的高山之情，为人津津乐道。有人问，那蔡锷给小凤仙的药，到底是什么药呢？坊间人士透露，当年送的是昆明杨衡源保龄药室售制的清肺化痰丸、女金丹、归脾丸等成药。

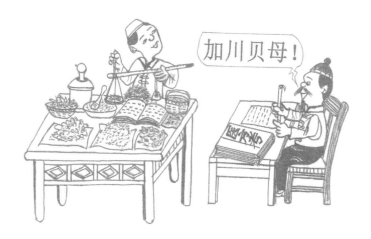

加川贝母！

保龄药室是1892年由昆明人杨鉴衡和杨平山兄弟俩人在正义路创建的。到民国初年，保龄药室自制的中成药已达116种，尤其以各种丸药著称。前面提到的李继昌，13岁就在这个药房里当学徒。经过5年的学习，他已遍识中药之性。重九起义时，他已独立行医。

清肺化痰丸是在宋代《太平惠民和剂局方》（1151）的"三拗汤"、明代韩懋《韩氏医通》（1522）的"三子养亲汤"和《医方考》（1584）的"清气化痰丸"三方的基础上，升华而成的。现在，清肺化痰丸这一云南老药，已被列入国家卫生部药品标准之中。按照标准，清肺化痰丸的功能与主治为："降气化痰，止咳平喘。用于肺热咳嗽，痰多气喘，痰涎壅盛，肺气不畅。"

从组成成分看，清肺化痰丸的特色主要表现在以下三个方面：三方化为一方，这在中医药史上并不多见。历史上，医家用"清气化痰丸"来对付痰热内结，症见咳嗽痰黄、黏稠难咯、胸膈痞满，甚则气急呕恶等。用"三拗汤"降利肺气以宣上，止咳平喘。用"三子养亲汤"来治疗咳嗽喘逆，食少难消，舌苔白腻，脉滑等。现在三方合用，在原三方的基础上，减去白芥子，增加了川贝母、桔梗和款冬花三味，组方独特。适用于咳喘重症，如久咳、夜咳、咳嗽痰多、痰涎壅盛等症状。病症初期多由风寒入里化热或风热感冒引起，并且风热尚未退去，主要表现为发热头痛、咳嗽、口干、咽喉疼痛。

清肺化痰丸源于古方。从宋代算起，现已沿用了800多年。创制于云南，增加了川贝母等药材，又让这一成方具有云南地方特色。因此，它是传统与创新的结果。中华人民共和国成立前，清肺化痰丸享有"五劳七伤之妙药，止嗽平喘之仙方"的美誉。

有一次，著名演员赵世林参加排练，搭档李晶晶像口吃一样，说："我谈谈谈谈谈谈谈"一连吐了八九个"谈"字，就是说不出下文。"啊嚏"，半天后，终于说出来了。赵世林接着说，"痰（谈）不完，快用清肺化痰丸"。大家哈哈大笑。他们知道，这是以前做的广告词。他们说出了清肺化痰丸的特色——"降气化痰"，一个"痰"字，谈出了幽情。

（钱进）

郑氏女金丹：300年不老

郑氏女金丹，一听就是一个有故事的名字。现在以"某氏某药"为名的药并不多。物以稀为贵，的确，郑氏女金丹是云南的一个金贵老药。

据《云南省志·医药志》记载："郑氏女金丹问世于清康熙年间（1662—1722），其时，有位天津名医郑禹臣，号梅花，人称梅花老人，学识渊博，医术精湛，尤擅长妇科，有手到病除、妙手回春之功。求医者络绎不绝。有些患者，苦于求医道远艰难，便建议老医生，将专治妇科疾病的配方制成丸药，方便患者，扩大销路。郑老医生欣然采纳。遂以配伍精当的处方，遵法炮制成丸药。病者服用后，均收到理想的功效。有些患不孕症的妇女，曾因服用了此药而得子，郑家便以"麒麟送子"为商标，取其吉祥如意，喜得贵子之意。当时大凡服用此药的人无不交口称赞："郑氏之药，疗效显著，真如太上老君之金丹妙药。"郑氏女金丹遂以此得名。

"后来，梅花老人的第三代孙迁居云南，便将女金丹的秘方带到了昆明。在运用中，他们又根据南方的气候特点、发病情况及用药习惯，对女金丹原方做了适当加减，使之发展演变成一个并蓄南北用药之精、有三十八味药的大复方。具有适应性广、疗效显著的特点，号称'妇科圣药'，行销省内及上海、广州等地。"

郑家声，今年（2013）79岁，是郑氏女金丹创制人郑禹臣的第六代传人。他说："我写的《春城揽胜》，介绍了云南体德堂。体德堂传到我爷爷郑廉臣，属于第四代人。"他在《春城揽胜》里讲：郑廉臣在三纛巷开设铁栏杆老铺"云南体德堂大药房"，二纛街设体德堂制药厂，同时生产"梅花老人"研制的"小儿健脾丸""小儿化虫清肝散"及男科"壮阳种子丹"等中成药。至此，体德堂满誉滇省，名响西南，并经由"杨大安堂"大药房委托正大公司，将郑氏女金丹运到缅甸的仰光，远销至我国港澳及东南亚地区。抗日战争胜利后，因昆明拓宽街道，体德堂老铺及老厂房先后拆除，体德堂的第五代药品监制人郑筱臣将老铺迁至光华街口，并在顺成街41～43号

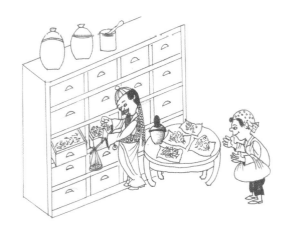

设制药厂。其侄子郑嘉彦、郑嘉宾在民权街开设"兄弟体德堂"，继续生产"郑氏女金丹"。1944年的仿单上写着"安胎保产达生丹"。

中华人民共和国成立后，1956年公私合营，和其他老药铺一起，郑氏后裔将自家"郑氏女金丹"的配方及生产工艺献给国家。1959年7月1日，由中药药材公司云南省昆明市公司中药材加工厂继续生产，服务于人民群众。1979年，郑氏女金丹被评为云南省优质产品。

郑家声说："过去，制造郑氏女金丹时，要贴一层羊皮筋。那时手工做，先把羊皮垫在木框里，再放入金箔，用锤子打金箔，打到金箔薄得像一张玻璃纸一样，这种东西叫羊皮筋。一颗药丸贴一个小指甲壳大的羊皮筋，这个羊皮筋不光是为了好看，它也有镇定的作用，就是能够保证孕妇心神安宁。"

1998年，郑氏女金丹列入国家卫生部药品标准（标准编号：WS$_3$-B-3611-98）。郑氏女金丹的功能与主治是："补气养血，调经安胎。用于气血两亏，月经不调，腰膝酸痛，红崩白带，子宫寒冷。"现代医学证实，郑氏女金丹对气血两亏、屡经小产、产后虚弱、腰酸腹痛、宫寒不孕等妇科疾病有显著疗效。

300年历史的郑氏女金丹，从昆明老城区光华街走来，将会继续伴随我们前行。

（吴叶）

桑菊银翘散：解热杀菌的能手

2013年4月，北京首例人感染H7N9禽流感患儿痊愈出院。据专家介绍，中医药在救治这例患儿中发挥了重要作用。使用银翘散加白虎汤治疗，3小时后病人出汗，5小时后体温降到37.5℃以下。医生又为患儿加用酒大黄，17小时后患儿病情得到进一步缓解。这一成功的典型病例表明"银翘散"参与H7N9禽流感治疗的效果是明显的。

有人问，2001年抗流感西药才在我国上市。那么此前，我们是不是已用"银翘散"来对付流感了？云南过去防治流感又有什么老药呢？要回答这个问题，让我们先从流感说起。

流感，是流行性感冒的简称，它是一种传染病，传染途径是含有病毒的飞沫。长期以来，因其传染快，危害人群大而被称为"瘟疫"。中医认为，引起瘟疫的原因在于风热邪气，一般用清热解毒之药治疗。西方直到1933年，英国科学家才分离出第一个人类流感病毒，从此，人们才知道流感原来是病毒作怪。在此之前，全球的流感大暴发，也曾造成极大灾难。例如，1918—1919年的大流感是人类历史上最致命的传染病。它曾造成全世界约10亿人感染（当时总人口约17亿人），2500万～4000万人死亡。

当时正处于第一次世界大战，流感一波接一波到处传播。云南在这次流感大暴发中未能幸免。据《云南卫生通志》记载，1918年，"大理县发生流行性感冒，1月内死亡4千人"。如此惨烈的灾难，引起云南中医药界的极大关注，一些有识之士，依然用中医药来治疗这种疾病。

1922年，昆明名中医姚荫轩创制"桑菊银翘散"，用来治疗外感风热和温病。姚荫轩，在中华人民共和国成立前，曾任滇黔考评处中医考评主任。姚家祖辈在昆明行医，始于清乾隆末年（1795）。到姚荫轩时，已传了第四代，有100多年的医疗经验。姚荫轩总结了先辈的医学成就，根据昆明的气候特点，在清代《温病条辨》的"桑菊饮"和"银翘散"的基础上，增加川贝、蝉脱、僵蚕等药味，组成"桑菊银翘散"。

"桑菊银翘散"组方经典，结构严谨，配伍得法，既继承了传统药

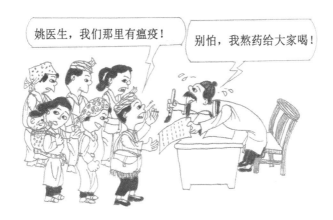

方，又有新的发挥。川贝母能化痰止咳，蝉蜕能凉散风热，僵蚕能解毒散结。增加了这些药材之后，桑菊银翘散对风热感冒的治疗作用更强，不论是疏风解表，还是止咳利咽方面，都更胜一筹。因此，自问世以来，其清热解毒的功效显著，在云南素有"东方盘尼西林"（盘尼西林，又称青霉素，具有杀菌作用的一类抗生素）的美誉。

在缺医少药的年代，桑菊银翘散对防治流感起到了重要的作用。中华人民共和国成立后，桑菊银翘散收入《昆明81种成药配方目录》中。该目录中，把它的"主治效能"记为"风湿传染，解热杀菌"。这八个字准确地道出了桑菊银翘散创制时的目的。

1997年，"桑菊银翘散"上升为国家标准品种，收入《卫生部药品标准·中药成方制剂》（第十一册）。其功能与主治为："辛凉解表，宣肺止咳，清热解毒。用于外感风热，发热恶寒，头痛咳嗽，咽喉肿痛。"

如今，桑菊银翘散是云南特产中成药。

人类最大规模的一次疾病袭击，激发出云南老中医的创造力，为我们留下了一项珍贵的遗产，这不能不说是一个奇迹。

（孙蓉）

"不简单的"田七花叶颗粒

　　春天的午后，古老而宁静的金马河水从冬日中苏醒，哗啦啦地蜿蜒绕过泸西境内的几道拦河坝，向远方的白马河交汇处奔去。河边的老树上，雪白的梨花开满枝头，春风拂过，点点梨花漫天飞舞。以往的这个时候，爷爷总会将手中的水烟筒轻依在老树下，烟筒散发出缕缕青烟，烟草味在空气中弥漫着，浓浓的。此刻，爷爷随手从身边抓起几朵黄绿色的干瓣小花，轻轻投进玻璃杯里，冲入沸水，那几朵花球便犹如舞动的精灵般在杯中上下翻飞。嘴馋的我，抢过杯子，鼓起嘴巴，大口大口朝里吹气，最后得意地喝下。片刻，那清苦略带甜味的茶水，便跃动在唇齿间，回味无穷。长大后，我才知道，那泡水用的黄绿色小花叫田七花。

　　田七花，即三七花，是三七在开花期长出的碧如绿玉的伞形花朵。由泸西往东南100多公里，到达文山。那里是云南三七的主产地。北回归线穿境而过，在茫茫的林海中，生长着众多药用植物，其中就有蜚声海内外

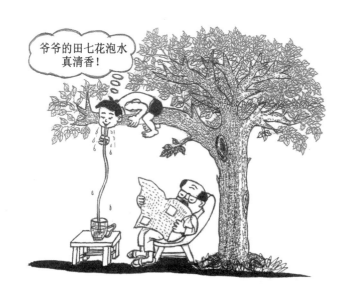

爷爷的田七花泡水真清香！

的文山三七。八九月，风吹绿浪，碧玉般的田七花正翩翩起舞。

文山的地理环境和气候很适合田七生长。从立春到清明节气前后，气温逐渐回升，草木开始生长萌芽，三七渐渐进入生长期。

中医五行认为，春天和肝都属木，所以春天肝阴消耗增加，以肝热为主的病症逐渐增多。《素问·痿论》中"肝气热，则胆泄口苦"，说的是，如果一个人的肝气炎热，那么胆汁外泄以致出现口干、口苦等症状。随之精神也会变差，身体终日倦怠无力。严重的夜里还会因为肝热心烦而导致失眠。因此，在春夏清肝热、养肝血、协调肝的阴阳平衡就变得极为重要。爷爷他们泡田七花茶，也正是在于调理肝火！

为有效利用田七，制药企业把田七做成颗粒剂，从田七叶茎和花里提取有效成分，再配以蔗糖。制成后的冲剂叫作"田七花叶颗粒"。与泡出来的田七花相比，田七花叶颗粒溶出和吸收速度更快，使用更加方便，而且口感更加舒适。

20世纪90年代末，田七花叶颗粒，云南人叫它"田七花精"。后来，改为"田七花叶颗粒"。因为构成它的药物只有田七花和田七叶茎两味药材，所以按中药命名法称为"田七花叶颗粒"。这一改，名副其实。

田七花叶颗粒目前是云南所特产的中成药，有多家企业生产。该药被列入《国家基本药物云南省增补目录》之中。该药还是柜台药（OTC），在基层医疗卫生机构、药房、药店都有出售，使用方便。不过作为药物，还得对症下药。田七花叶颗粒在《中华人民共和国卫生部药品标准》（第二十册）里的功能与主治为："清热，凉血。用于由血热引起的疮疖；由肝热引起的心悸、烦燥、眩晕、头痛、失眠。"

一方水土养一方人。云南地形多样，气候温湿，河流纵横，草木茂盛，为人们护肝养生提供了独特的田七花叶颗粒。为防治肝火过旺或血液燥热，有经验的云南人总会就地取材，泡上一杯田七花叶茶或冲上一杯田七花叶颗粒。他们相信，这是自然馈赠给自己的一份珍贵的礼物。当清凉的精气神儿游走于体内，久别的梦乡重返心间，人们会深情地拥抱田七花盛开的地方！

（王云鹏）

参苓健脾胃颗粒：尚能饭否

"廉颇老矣，尚能饭否？"战国时，赵王想再用名将廉颇，便派人去看看廉颇的身体状况，能否胜任。使者一看，廉颇饭量还好，便回来报告说："廉颇将军虽老，尚善饭。"饭量好不好，一直是衡量一个人健康状态的标准，尤其对上了年纪的人，饮食是一项重要指标。

现在，饭量依然是困扰人们的重大问题。温饱问题解决后，我们的膳食结构发生了偏差——吃得太荤。据中国疾病预防控制中心的调查结果显示："在动物性食物消费量增加的同时，植物性食物，特别是谷类和根茎类食物消费量下降。"由此引发一系列的疾病。"这一变化会使该人群中与超重、肥胖相关的慢性疾病的患病率提高，医疗负担相应增大。"

中医认为，荤食过量，往往伤及脾胃。然而"脾胃乃生化气血之源"。食物在胃和小肠中消化吸收，依赖脾的运转。如果脾胃受伤，水湿不能运化，就容易堆积，导致许多疾病，轻则胃部隐痛，出现上述的饭量不好，腹胀、大便溏薄、腹泻等；重则出现超重、肥胖以及慢性胃炎等慢性病。小儿多出现挑食厌食等症状。

湿是中医的"六淫邪气"之一，湿气变化多端，常与寒、热、风等其他致病因素相伴，而形成寒湿、湿热、风湿等兼症，令医家棘手。

昆明风多湿盛，湿易困脾，每每影响气血之生化。对此，昆明老中医积累了丰富的除湿经验。中华人民共和国成立前，福林堂、杨大安堂、杨衡源保龄药室等药铺，制售参苓白术散等脾胃药。那时，昆明名医，如李幼昌等人，喜欢用参苓白术散来健胃除湿。

参苓白术散是宋代《太平惠民和剂局方》里的经典名方。该方"主治脾胃气虚挟湿。症见四肢无力，形体虚羸，饮食不化，或吐或泻，胸脘痞塞，面色萎黄等"。症状都是湿气侵入脾胃所致。

1954年3月，"参苓白术散"收载于《昆明81种成药配方目录》之中。后来，生产企业改良。1997年，国家药典委员会将本品定名为"参苓健脾胃颗粒"。次年，参苓健脾胃颗粒载入《卫生部药品标准》（第十五册）。2009年，参苓健脾胃颗粒讲入《国家基本药物云南省增补目录》中。

参苓健脾胃颗粒的功能与主治是："补脾健胃，利湿止泻。用于脾胃虚弱，饮食不消，或泻或吐，形瘦色萎，神疲乏力。" 由北沙参、茯苓、白术、砂仁（盐炙）、扁豆（炒）等十味药材组成。

北沙参为草本植物珊瑚菜的根，与南沙参相比，北沙参滋阴作用较好。茯苓是真菌茯苓的菌核，多寄生在赤松或马尾松根上，主产于云南、安徽等地，为"利水除湿要药"。参苓健脾胃颗粒，以这两味药材来命名，突出了这个中成药的专长——补阴与渗湿。

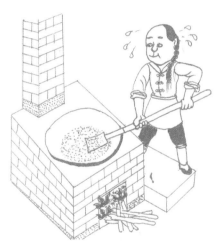

参苓健脾胃颗粒的炮炙采用传统的火制法，能去腥增效，炒出药性。山药、扁豆、砂仁、薏苡仁都严格遵守古法火炒。其中麸炒山药技艺较高。麸炒山药，先用武火将锅烧热，撒入麸皮，见青烟袅袅，再投入山药生片，迅速炒拌，并改用文火，见药品呈嫩米黄色，香气四溢，起锅，迅速筛去麸皮，放冷即得。麸炒山药，关键在火候，不得生，也不得焦。这一火制工艺是非物质文化遗产"昆中药传统中药制剂"重要的技艺之一，传承至今，从未间断。

"三分治七分养"，在接受药物治疗的同时，应平衡缮食，加强运动，劳逸结合，保护胃肠，保证"尚善饭"。这样，你就可以度过一个个快乐的春夏秋冬。

（陈宗凤）

雀子衔来"生三七丸"

人类对自然的认识往往充满着偶然性。三七的栽种，就是一次奇妙的偶然事件。

300多年前，清朝康熙六年（1667），滇东南开化府来了一位地方官，奉命到此"教化滇中"，与他同来的还有一位郎中。不久，地方官被调往别的地方任职去了，郎中却继续留了下来，住在附近山腰的汉族村寨里。郎中把脉看病，深受当地群众的欢迎。有一次，郎中正在门前晒谷，一个雀子衔着一串红果落在树枝上，他担心小鸟吃谷，连忙拿起竹竿去赶。小鸟飞走，那串鲜红的果子跌落在晒场上。郎中好奇，拿去问隔壁的彝族大爹，大爹告诉他："我们叫它沙此，用来医疮。"郎中把红色的果子埋在了菜园边。不料，第二年春天，竟长出了幼苗，从此，"沙此"逐渐多了起来。

"沙此"就是"山漆"，即现在的"三七"。1985年，文山县在编纂县志时，搜集到这一逸事。雀子衔来了种子，汉族与彝族"把三七从野生变为家种"。从此，人工栽培三七的历史开始了。

300多年后，现在文山三七的种植规模和技术都已翻天覆地，不可同日而语，但人们使用它的偶然性事件却从未停止过。

一次偶然的机会，萧光汉在昆明开设了"开化三七庄"，昆明才广泛使用这种药物。1930年，文山人萧光汉，在北京大学攻读农业专业期间，患了严重的脑膜炎。住院治疗后，却留下了严重的偏头痛。每次发作，都得服进口止痛片。1935年春节，他回家过年，旧病复发，没吃上进口药，痛苦万分。幸得父亲手制"生三七粉"，让他服用，没承想头痛症从缓解到消除，渐渐好了，于是，他对"三七"的兴趣日渐浓厚。留乡期间，他向本地人请教三七的炮制和服用方法，掌握了一些知识。1936年，偏头痛没再发，这就更引起他对"三七"的重视。抗日战争爆发后，他就职的昆明农校奉命往外县疏散，他则留在昆明做起了"三七"生意。1938年，萧光汉在昆明福照街28号开设了"开化三七庄"，经营"生三七粉"和"熟三七粉”，逐渐成为顾客信得过的药店。1956年，开化三七庄响应党和政府的号召，加入公私合营昆明市中药材加工厂。

经过一次一次的偶然，人们一次一次地靠近三七的必然。如今，云南人懂得三七“生撵熟补”的道理。三七的使用也从药粉变成更多剂型，如丸剂、片剂、针剂、胶囊剂。其中，脱胎于生三七粉的“生三七丸”独具特色，它是以生三七细粉为原料，配以天然蜂蜜，经泛制而成的水蜜丸，既保留了药物的天然性，又携带、服用方便，在民间已经数代人使用。

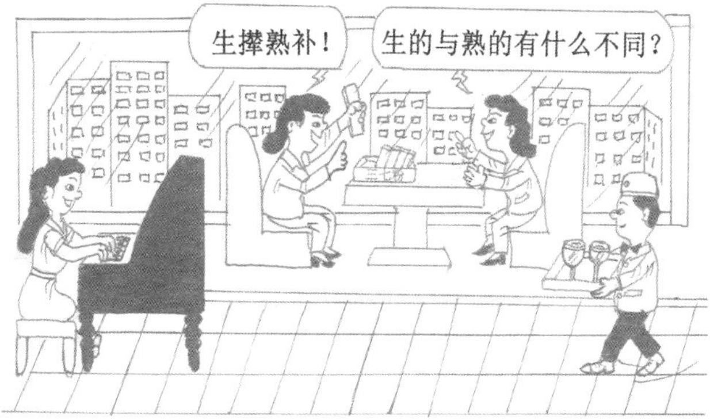

生三七丸的功能与主治为：“散瘀止血，消肿定痛。用于跌打肿痛。”一般用于跌打瘀血、外伤出血、通经行瘀、胸腹刺痛，吐血、衄血等血症。现代医学实验证实，生三七丸不仅具有化瘀、止血和止痛的功效，且有降脂、降压等作用。2013年，生三七丸已成为云南的特产，仅由昆明中药厂生产。该药为非处方药，购买使用较方便。

生三七丸的丸粒如同雀子衔来的三七红籽一般大小，服用非常方便。当你手握一袋生三七丸时，是否想到了那飞走的雀鸟？是否还想到了那个郎中？是否会想到隐藏在这偶然背后的诸多必然呢？

（张兴元）

源于美食　补血良药——熟三七丸

近年来，来云南的游客越来越多，许多人把云南名贵药材三七作为伴手礼带回去。的确，在心脑血管疾病日增的今天，三七声誉日隆，熟三七丸已成为旅客的新宠。

"熟三七丸"与"生三七丸"是一对孪生姐妹。云南民间有"生攃熟补"的经验。生三七主要是攃，攃瘀血，打散瘀血的功效。熟三七主要是补血理血、补益健身和提高人体免疫力的作用。生三七是三七根采挖出来，洗净，晒干后的药材。简单的做法是把它磨成粉，即成生三七粉，做成丸剂就是生三七丸。熟三七是把生三七通过炸、煮、蒸、煨等方法使之熟透，有熟三七粉、熟三七片、熟三七丸等剂型。

熟三七丸的制作，源于云南的三七汽锅鸡。红河、文山等地，家家喜欢用当地土陶制作的汽锅，放入鸡肉，再加些滋补食品，如三七等，做成三七汽锅鸡等食物。因其珍贵，起初只为产妇或出院病人烹制。后来，红白喜事、亲朋好友来做客都摆上三七汽锅鸡，并逐渐成为滇菜名品。一些游客到云南旅游，也常常能够享受到三七汽锅鸡的美味。

受三七汽锅鸡的启发，20世纪30年代，文山人萧光汉创制了熟粉"精三七粉"。1938年春天，萧光汉在昆明福照街28号开设"开化三七庄"。

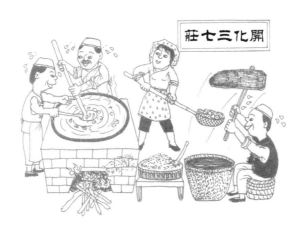

他不仅收售三七药材，也制售三七制品。他和妻子松柏君在店后的一间斗室内，碾生三七粉。萧光汉从省外订做了一批容量为半斤、二两和一两的玻璃瓶，印制了瓶签商标。他向羊市口、顺城街一带的食馆，预购鸡油，把洗净的生三七用鸡油炸成"熟粉"，定名为"精三七粉"。他印刷了仿单，详尽列举两种药物的功用和服法。三个月内，制成生、熟三七粉各100瓶。1939年冬，生、熟两种三七粉投放市场，特别是熟粉"精三七粉"立即成为畅销产品，不到一个月，全部售空。

中华人民共和国成立后，"开化三七庄"并入昆明市中药材加工厂。三七，又名田七。20世纪80年代，称生田七粉和熟田七粉。后来，粉上升为丸，称生三七丸和熟三七丸。

按照国家标准，熟三七丸的功能与主治为："补血和血。用于贫血，失血虚弱。"熟三七丸适用于身体虚弱、食欲不振、神经衰弱、过度疲劳、失血、贫血等症。

有人问，生擗熟补，为什么生、熟三七会有几乎截然相反的功效呢？这就涉及其药理学。据现代药理研究结果："三七中同时存在着溶血和抗溶血的两类皂苷成分，它们对红细胞的作用相互拮抗。不同的三七制剂随着两类皂苷的含量不同，其溶血作用也不同。"（云南省药物研究所《云南省重要天然药物》）生三七变为熟三七后，其活血功能减弱，补血、生血功能增强。据《中国中药杂志》报道，熟三七丸等制品，采用特殊的制作工艺，凸显了补血和血的有效成分——三七皂苷R1，从而达到补血和血、固本强壮的作用。

人因失血虚弱会导致面色苍白，头晕眼花，唇舌色淡，心悸失眠，月经延期，量少色淡或闭经，手足麻木，产后恶血不尽，失血性贫血及营养不良性贫血。据现代研究，熟三七丸中补血成分为三七皂苷R1、人参皂苷Re、Rg1及人参皂苷C、B、D。它还含丰富的铁、钙、蛋白质、脂肪、糖等元素，服用后可增强体质、预防疾病。合理食用可以预防冠心病、心绞痛、动脉硬化、高血压、脑血栓等疾病。这些研究证实了过去的经验："人参补气第一，三七补血第一。"现在人们知道，补血更多的是指熟三七丸之类。

（李淑红）

高原特色浓郁的梅苏颗粒

"云南人，真是神，一个中药解脱人；梅苏颗粒水一冲，暑热赶跑得轻松。"

这是我想到的一句顺口溜。我是广西人，那里的夏天比云南热得多，有时真是酷暑难当。那时我就想，如果有一种东西能解暑，那该多好啊。一个偶然的机会，我碰到了梅苏颗粒，它就是我要寻找的祛暑佳品。

梅苏颗粒是由乌梅肉、薄荷、紫苏叶和粉葛组成的颗粒剂。其功能与主治为："清解暑热，生津止渴。用于感冒暑热引起的口渴，咽干，胸中满闷，头目眩晕。"一般将梅苏颗粒作为解暑剂使用。

云南的梅苏颗粒与众不同。我们知道，河北、浙江等地生产有梅苏颗粒。但云南产梅苏颗粒质量更好，这得益于其地道药材。方中乌梅肉和紫苏叶是云南产药材，质量上乘。俗话说："药材好，药才好"，用在梅苏颗粒上是极其恰当的。

云南素有"梅子之乡"的美誉。全省各地均有栽培，称呼多种多样。江川、峨山、通海称梅子，西双版纳傣族称埋骂风，德宏傣族称嘛风，《云南通志》称山梅和杏梅。云南梅子素来以肉厚质润而闻名。

早在唐代南诏时期，云南人就将梅子做成了艺术品。他们在青梅上雕刻上花纹，腌制成金黄色的雕梅，并成为探亲访友，相互馈赠的佳品。这一习俗一直沿袭至今。

乌梅是梅子的未成熟果实（也称"青梅"）的加工熏制品。乌梅肉酸酸的味道，嚼一下满口口水直流，因此生津功效显著。除了制成雕梅、话梅等果脯外，古代云南人还用它来治疗头痛发热、中暑，甚至瘟疫。此外，紫苏叶也是云南产大宗药材。

彭承祖，字子益，云南大理的白族医药学家，曾任职于清太医院。清亡，受阎锡山之请，赴山西署理医药事务，先后开设山西中医改进研究会、山西中医专门学校。后任中央国医馆、四川国医学院教授。著有《惟物论的系统医学》（后称《圆运动的古中医学》）。彭子益称家乡的乌梅是"由根本上退热",称赞"乌梅,退温疹烧热第一妙品"。他用乌梅冰糖汤,治愈无数病患。这里仅举一例。

南京清凉山有个一岁半的小孩,发热口渴喜饮,饮后仍吐,大便泻水,小便全无。有的医生用五苓散,想使小便排出,结果还是排不出来。彭子益用乌梅一枚,冰糖一两,煮至极烂,取汤给她频频喝下。不吐,忽然小便畅通,热退泻止。"小便不通,怎么开方?""还得治本,"彭子益说,"乌梅补木气助疏泄,故服后小便利。"彭子益巧用乌梅,治小儿发热,四两拨千斤。

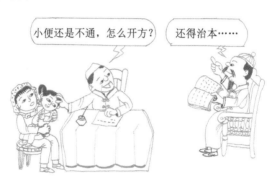

20世纪90年代,云南药企生产梅苏颗粒中成药,开拓了梅子和紫苏叶的新用途。据记载,梅苏丸是宋代《圣济总录》中的解暑古方,已经使用了1000多年。明代高濂《遵生八笺·饮馔服食》化裁了梅苏丸。梅苏颗粒,把丸变成颗粒,结合云南利用酸梅的习惯,使之成为新时代的药品。

梅苏颗粒继承了彭子益的经验:标本兼治。它用乌梅的酸收性能,来益津开胃,从根本上"下气,除热";又以薄荷、紫苏叶和粉葛宣发在表的风热,"赶贼出门"。一收一发,如同跷跷板一样,共同作用,使风热得出,虚热得实。

冲服的技巧是:以热饮为好,每小袋用半杯水(约100毫升)冲服。服用期间,忌烟、酒及辛辣、生冷、油腻食物。不宜在服药期间同时服用滋补性中成药。风寒感冒者不适用,其表现为恶寒重,发热轻,无汗,头痛,鼻塞,流清涕,喉痒咳嗽。

(谢荣保)

"会吃卯疗"的金花消痤丸

许多云南人把脸上的青春痘叫"卯疗"。卯疗是顶端尖小、根深而凸出的疗疮，俗称粉刺、痘痘，是青少年常见的病症。轻微的会自然消失，严重的则红肿鼓起，痒疼化脓，甚至撑破表皮，留下坑坑洼洼，影响容颜。因此"卯疗"虽小，却令人烦恼。

古老的中医药对付这丁点儿粉刺，积累了丰富的经验。1200多年前，唐代一个姓崔的中医，结合自己的经验，创制了黄连解毒汤，专门治疗"卯疗"，当时叫"疗毒"。王焘把它汇集在《外台秘要》里，得以广泛传播。明清时期，在黄连解毒汤的基础上，云南中医结合实际增加了金银花、薄荷等本地产药材，使之峻下中带散表，成为刚柔相济的解毒药。当时用云南产的金银花给它命名，叫"栀子金花丸"。清代昆明的著名药铺，如福林堂、杨大安堂等药铺，都制售栀子金花丸，深受居民喜爱。一些患者对这方药有"除痘不留痕，通便不伤身"的赞誉。

栀子金花丸，在20世纪末改称"金花消痤丸"。改名后保留了金花的名称，也明确了消痤的功能，名称更为科学。西医上把粉刺、青春痘叫作"痤疮""皮疹"等，列为炎症性疾病，认为其发病主要与性激素水平、皮脂腺大量分泌、痤疮丙酸杆菌增殖、毛囊皮脂腺导管的角化异常及炎症等因素相关。中医则认为，痤疮是由于血中热毒引起的。血中之毒是由外来的湿邪和热邪损伤人体的血液，致使五脏蕴热，蔓延全身，冒出痘痘。痘痘、疗毒只是气血热盛的冰山一角。

金花消痤丸的功能与主治为："清热泻火，解毒消肿。用于肺胃热盛所致的痤疮，粉刺，口舌生疮，胃火牙痛，咽喉肿痛，目赤，便秘，尿黄赤。"目前，金花消痤丸是云南特产，仅昆明中药厂生产，它是国家基本药物，已被评为"昆明名牌"产品。

金花消痤丸使用的金银花和薄荷，产自云南本地。金花，又叫金银花、忍冬、双花、山银花、银花、二花等。它的来历，有一个神奇的传说。相传，有一对孪生姐妹，一个叫金花，另一个叫银花，不幸都患了热毒病。那时还没治她们的药，临终前她们立下誓言，死后要变成专治热毒病的药草，让人们不再为热毒所苦。后来，在她们的坟头上真的长出了一种到处蔓延、随物攀附、长达数米或数十米的藤蔓，上面有两朵对生花，一朵金色，一朵银色。人们知道这花就是金花和银花的化身。于是，就把这种植物叫作金银花。

现代研究揭示，金银花含有绿原酸等多种成分，具有广谱抗菌的作用，对金黄色葡萄球菌、流感病毒等具有抑制作用，同时，具有增强肠蠕动、促进胃液及胆汁分泌、保护和治疗肝损伤等作用。用老百姓的话说，它能吃掉病毒，消除卯疗。现代科技证实了金银花的清热解毒功效。哪曾想，一个坚定的誓言，变成了现实？

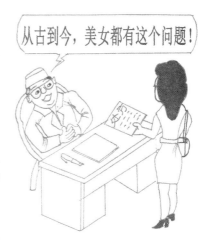

我的老家在山东，那里曾出了一个圣人孔子。他说过，观察事物要"视其所以，观其所由，察其所安"。就是要看它的原因，看它的趋势，看它的状况。观察疾病也一样。青春痘，看什么？主要看眼、脸、便。眼底红，脸长籽籽，小便赤黄，大便秘结，这些主要症状具备，则可用金花消痤丸。

青春痘是青春的标志，也是患者的无奈。在拥有青春的时候，若长有痘痘，青春的光彩常常大打折扣。如果痘痘找上了你，金花消痤丸——植物王国里的一朵奇葩，会助你找回美好的青春。

（张孝坤）

"暖胃舒乐颗粒"的协作发明

我国古代的养生，常有"冬病夏治"的疗法，常常在夏天用穴位贴敷、针刺或服药等方法，预防冬季疾病的发生。《内经·素问》指出："圣人春夏养阳，秋冬养阴，以从其根。"就是说，春夏季节，自然之阳气升发，万物生机盎然，人们应该顺应气候，保护体内阳气，使之充沛，不断旺盛起来。此时，冷饮过度，犹如在热锅里浇上冷水，锅必然开裂，对保养人体阳气不利。

春夏养阳，怎么养？杨国祥和吴宗柏等云南名中医，经过近20年的探索，发明了"暖胃舒乐颗粒"。顾名思义，暖胃舒乐颗粒就是用来温胃补虚、暖胃除寒的一种颗粒剂中成药，常用于脾胃虚寒及肝脾不和型胃溃疡、十二指肠溃疡、慢性胃炎的防治。作为中成药，它特别适合在春夏季节用来保养肠胃。

暖胃舒乐颗粒是云南中医药界的新发明，被列为国家四类新药。说起"暖胃舒乐颗粒"的发明，曾参与工艺规程研究的孔繁祥总工程师回忆说，那是医生、工人和科技人员大力协作、共同攻关的结果。

1978年3月，全国科学大会刚刚开过，"向科学技术现代化进军"的口号响彻神州大地，正值壮年的杨国祥再也坐不住了。他在为患者看病时发现，得胃溃疡、胃炎的患者日益增多。多年来，他给病人开出的一些汤药证明的确有效。他想，如果把这些验方，开发成中成药，让更多患者服用，那该好多呀！他知道，以往一个汤药要开发为成药，要做许多研究工作，如筛选、临床试验、生产工艺、新药申报等。如此多的环节，如果不搞协作，这样的工作是难以完成的。如今，国家提倡协同攻关，鼓励科技与生产相结合，这事就有把握了。于是，他把这个想法向中医吴宗柏一说，吴宗柏当场赞同。1979年，这个药的"研制协作组"成立了。这个小组由云南中医学院、昆明市延安医院、云南省第一人民医院、云南省红十字会医院、昆明市第一人民医院、云南省邮电医院、昆明市中医院和昆明市中药制药厂共8个单位组成。小组人员分工协作，各负其责。

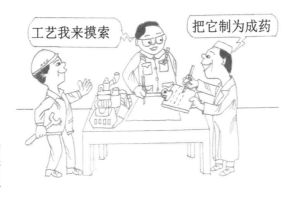

药
研
组

　　协作组先后拟定了治疗溃疡病的九个中药处方，经过一一试验，最后选出疗效显著的"愈疡片"处方。1984年6月写出临床观察83例小结。同年8月，生产出数批75万片，再拿到协作医院试用，临床观察和交叉验证313例，对胃溃疡和十二指肠溃疡病疗效显著。这极大地增强了他们的信心。同时，负责制剂研究的3个单位也进展顺利。昆明市药品检验所鉴定了处方里的十二味药材，为生产制剂提供了质量标准草案。云南省药物研究所研究了方中使用的云南主产彝族中药材大红袍和鸡矢藤等的化学成分，并对方药做了薄层分析，提供了制剂质量标准的依据。昆明医学院对该药做了急性和亚急性毒性试验。1985年5月，该药通过了技术鉴定，由云南省卫生厅批准正式生产。此后，又经过11年的规范化研究，1996年，愈疡片通过国家卫生部的审定，定名为"暖胃舒乐片"和"暖胃舒乐颗粒"。

　　暖胃舒乐颗粒，从设想到上市，云南人用了17年时间，前后有11个单位协作，直接参加的人员达40多人。他们破除封闭，多方协作，最终造就出一个国家新药。暖胃舒乐颗粒的发明，是科技大协作的成功尝试，闯出了一条符合云南实际的新药开发途径。

（胡劼）

民间新灵丹——感冒消炎片

13岁的李学智是云南楚雄的彝族小伙，这几日，爱蹦蹦跳跳的他突然蔫了——发热、咳嗽、浑身无力。阿妈给他熬了一碗汤，要他饭后喝下。闻着浓浓的药味，他就一百个不情愿，但以往也是喝这药喝好的，他便硬着头皮喝下去了。

这种汤药是用名为"臭灵丹"的草煮出来的。在云南民间，它已经使用了不知多少年。遇到风热引起的感冒发热、咽喉肿痛、咳嗽及扁桃体炎、腮腺炎等病症，云南的先民都习惯采其茎叶或取汁、煎汤，或研末吞服，均能药到病除。因其气味特异，而用于防治各类风热病症屡用屡验，犹如灵丹妙药，故称之为"臭灵丹"。

臭灵丹为菊科植物，生长于田边和荒地，全草入药。彝族医生常用它来拔毒、散瘀和镇痛，它是彝族医生最常用的药材。由于臭灵丹草的独特疗效，几乎家家户户均在房前屋后栽种以备不时之需。滇中一带，现在还流传着"家有臭灵丹，得病不出山"的民谚。

云南省使用臭灵丹的历史悠久。500多年前，《滇南本草》对此药已有记载。民间主要用于治疗流感、扁桃体炎、腮腺炎、咽喉炎、疟疾、痈肿疮疖，也用于感冒咳嗽等。因其效果灵验，又有"灵丹草"之称。

把"臭灵丹"做成成药，还得从孔繁祥说起。1962年，孔繁祥从南京药学院毕业，分配到云南省药检所工作。他听说臭灵丹在云南民间治感冒很有效，心想，要是把它制成成药使用会更方便！这个念头，一做就是20多年。1975年孔繁祥调到昆明中药厂技术股，承担舒肝散、感冒消炎片等剂型改革和新产品研制。1982年8月后孔繁祥带领技术股股长黄力立等人，开展了感冒消炎片的研制。由臭灵丹等中草药组成的感冒消炎片，经过省市4家医院298例风热型感冒（上呼吸道感染）中西医两种临床观察，总有效率为92.3%。1985年1月，感冒消炎片的研制通过技术鉴定。此后投入试生产。1987年10月感冒消炎片的研制项目，获得昆明市人民政府1986年度科技进步四等奖。1988年12月感冒消炎片经云南省优质产品评选委员会批准荣获云南省优质产品称号，云南省经济委员会颁发了证书。

感冒消炎片的功能与主治为："散风清热，解毒利咽。用于感冒发热、咳嗽，咽喉肿痛，扁桃体炎，目赤肿痛。"

根据现代药理研究，臭灵丹有良好的抗病毒、抗菌、抗炎和退热作用。蒲公英对金黄色葡萄球菌、溶血性链球菌及卡他双球菌有较强的抑制作用。千里光具有较强的广谱抗菌活性。三味合一，广谱抗菌，清热解毒，功效显著。

感冒，西医称为"上呼吸道感染"。它是最常见的感染病，约有90%由病毒引起。病毒感染之后，常继发细菌感染。病毒和细菌常常共同侵犯，如扁桃体炎，治疗棘手。平时，感冒的传染小，如医治及时，一般一两周即可缓解。但发病急、暴发强的流行性感冒（流感）则危及时间长、范围广。因此，防治十分

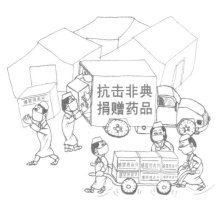

重要。在抗击"非典"时，中药发挥了重要作用。云南昆明赶制了价值近200万元的感冒消炎片，捐赠给北京、河南、江西、广西等省市，用于防治"非典"，获得了政府颁发的"抗击非典先进集体"称号。

近年的"猪流感"，感冒消炎片也大显身手。据2011年第5期《昆明医学院学报》文章："以云南特色中药臭灵丹为主要成分的感冒消炎片，对儿童甲型H1N1流感，显示出很好的治疗效果和安全性，能够迅速缓解流感所致的发热、咽痛等症状，并能够有效降低呼吸道分泌物中甲型H1N1流感载量，加速病毒转阴。"儿科医生刘兴峰等人认为："感冒消炎片为儿童甲型H1N1流感提供新的中药治疗方法。"一种古老的民间药，成为新的灵丹。

1996年4月10日，感冒消炎片由卫生部列为国家（二级）中药保护品种，为云南的特产中成药。2010年，其被列为云南省医保目录之中。

（孙蓉）

轻身消胖丸：享"瘦"生活

2013年8月19日，美国有线电视新闻网（CNN）报道：沙特有一位名叫夏利的小伙子，不到20岁，体重却超过了600公斤。这使他无法行动，困在家中。得知此事，国王下令，用飞机把他从家中运到首都利雅得的一个医院治疗。可他出家也颇费周折，消防人员把他家二楼的卧室窗户拆掉后，用起重机又住，才把他吊出来。吊出来后，放到一张特制的床上，送到机场。

夏利将在利雅得医院接受一系列食疗和运动疗法，以帮助其减肥，也不排除为其实施手术的可能。我想，食疗和运动疗法可能对他有用，若能用上中药疗法则更好。

胖，在字典中解释为"人体内脂肪多"，与"瘦"相反。现代科学认为，有一定的脂肪，或说有点胖是人体正常的生理需要；但是超过一定的限度，则有可能引起病变。人们往往在活动过少的情况下，如停止体育锻炼、减轻体力劳动、疾病恢复时卧床、产后休养或过度饮酒等，出现肥胖。

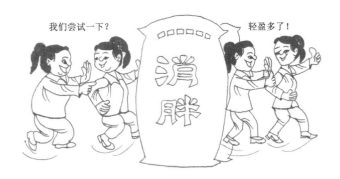

中医学药学对人体胖瘦有精辟的见解。近2000年前的《神农本草经》，就把"轻身延年"列为养生目标。养生家毕生所求的就是"轻身"。"轻身"是延年益寿的前提，只有"轻身"才能长寿健康。"轻身"是指身轻如燕、身体自如的状态。体态轻盈瘦弱，如汉代赵飞燕，是自古至今无数女子所追求的。

与此相反，中医明确认为，肥胖有害健康，警告人们不要变成"肥人""膏人"，防止患"高粱之疾"。春秋战国时期的《素问》指出，"肝虚、肾虚、脾虚，令人体重烦冤"，气虚是身体超重的内在因素，"肥人多气虚""肥人多痰湿"。

气虚补气，痰湿除湿。"轻身消胖丸"就是用来补气并除湿的。轻身消胖丸的功能与主治为："益气、利湿、降脂、消胖。用于单纯性肥胖症。"

单纯性肥胖症是指单纯由遗传因素及营养过度引起的，而不带有内分泌疾病和代谢性障碍的肥胖。这种肥胖仅仅是肥胖，而未伴有其他病（继发性肥胖），如甲状腺功能减退症等病。也不带有药物性肥胖。单纯性肥胖症的特点是全身脂肪分布比较均匀。与其他两类肥胖（继发性肥胖和药物性肥胖）人群相比，单纯性肥胖症占绝大多数。

据黄霏莉《美容中医学》（科学出版社1999）介绍，轻身消胖丸来源于古方"防己黄芪汤合参苓白术散加减"。用于脾虚湿阻证的肥胖有良效。防己黄芪汤是《金匮要略》里的名方，主治风水或风湿。症见汗出恶风，肢体面目浮肿，小便不利等。参苓白术散是健脾除湿之药。两方合用，利下又健脾，结实筋骨，消去疱啜，达到轻身消胖的目的。

轻身消胖丸是国家药品监督部门批准的中药消胖制剂。目前，在全国有10多家药企有生产资质。云南产轻身消胖丸所用的原料——罗布麻叶、泽泻、荷叶、大黄、玫瑰花、山楂等十九味中药材，均从省外购进。2012年1月以来，已批量生产并投放市场，满足消费者需要。

在营养过剩的年代，享"瘦"健康生活，轻身消胖丸给人们增添了新方式。不知沙特小伙儿夏利能否享受中国这一传统医药。不管如何，夏利是幸运的，因为"不是体重超六百，哪容国王派飞机！"病有所医，是社会的进步，人民的幸福。

（李淑红）

妇舒丸：不做冷美人

小女金丹、当归调经丸和妇舒丸三个药品，很多云南老人都接触过。但很少有人知道，这三个药品名称不同，实为一个品种，也就是现在药店常见的妇舒丸。

妇舒丸为什么出现三个名称呢？让我们从它的来源讲起。

妇舒丸的药方为1602年明朝王肯堂著《证治准绳》记载的调经丸的加减方，也是郑氏女金丹的简化方。我们知道，郑氏女金丹已有300多年的历史，在清朝就是著名的妇科良药。但它是三十七味的大组方，一般不易配全。于是在中华人民共和国成立前就出现了与郑氏女金丹相区别的"小女金丹"。小女金丹是治疗虚寒性月经不调的。

据史料记载，民国时期的云南妇科名医姚贞白，好用小女金丹。1948年夏，昆明青云街一个姓张的女子，年方17岁，得痛经症，经行色黑有瘀，少腹胀满冷疼，痛剧旋昏厥。其母连忙去云瑞东路姚济药室把姚医生请来，姚医生断为"冲宫血寒证"。医生以大剂量的小女金丹，白胡椒碾末加酒兑服，数天后，痛经全瘥。之后，远近村庄及专州县求医者不可计数。省外专程来就医者，姚贞白均一一为之诊治。

中华人民共和国成立后，昆明市卫生局，以"女金丹"之名，将它收载于1954年3月汇编的《昆明81种成药配方目录》之中，效能记载为"安胎保产，温暖子宫，营养补血，强体健身。"1974年，收载入《云南省药品标准》时，为了与郑氏女金丹相区别，将女金丹更名为："当归调经丸"，而郑氏女金丹也更名为女金丹丸。1997年，当归调经丸又更名为"妇舒丸"，收载于卫生部药品标准《中药成方制剂》第12册中。因此妇舒丸随着时代的变化，有了不同的名称。

妇舒丸有什么特点呢？妇舒丸擅长气血双补、行气活血、温阳暖宫，用于子宫寒冷、气血凝滞的月经不调。病症表现为月经量少、后错，经期小腹冷痛，喜热喜按，白带多，不思饮食。从外形举止看，常见面色苍白或萎黄、舌质淡、苔薄白、倦怠、气短懒言等，俗称"冷美人"，宛如

《红楼梦》里的林黛玉一样。用中医术语讲，属于气血虚的症状。得了这类病，滇中一带的女士会委婉地说"肚子不舒服"。"妇舒丸"专为此病，药名颇为含蓄。

造成该病的原因是先天体质虚弱、后天疾病或疲劳过度等。云南乡村，尤其滇东北寒冷的冬天，妇女户外洗菜、洗衣等，预防不及，最易患病。现代城市里，工作生活节奏快，疲劳过度，得不到休整；许多女孩，盲目追求苗条而长期节食；秋冬季节，刻意漂亮而少衣，自我"美丽冻人"，凡此种种，都容易得这类病。

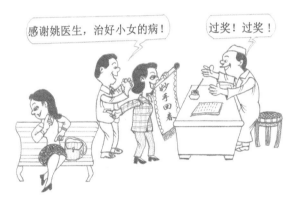

虚则补之，寒则温之，这是虚寒证的治疗方法。妇舒丸是气血双补剂，适用于气血两虚带寒证。它以当归、白芍等药材补血和血以调经；党参、白术等益气健脾而不滞；香附和延胡索行气活血止痛；再配伍肉桂、艾叶和荆芥温阳暖宫，祛寒止痛，温经止血。全方合用，具有补气养血、调经止带的功效。

目前，妇舒丸，除省外一家企业外，均为云南企业生产。有大蜜丸和水蜜丸两种类型。含药量相同，有相同的治疗效果。女性朋友，根据自己的用药习惯，可选择服用。需要注意的是：忌食生冷食物。平素月经正常，突然出现月经过少，或经期错后，或阴道不规则出血，或带下伴阴痒，或赤带者应去医院就诊。治疗痛经，宜在经前3～5天开始服药，连服1周。如有生育要求，应在医师指导下服用。

（谢民秀）

若要小儿安，就用疳积散

如今，宝宝从一出生家人就非常重视其营养。瘦弱的小儿少了，但也有一些小孩，面黄肌瘦、挑食厌食，有这种情况就要注意了，也许是得了疳积症。

"疳积"是儿科四大症之一，是消化吸收功能障碍引起的一种慢性病。古代医家对"疳"的解释，有两种说法：一种说法是"疳"由"甘"字组成，是甘甜引起的疾病，就是小儿多吃肥甘食物，渐渐地堆积滞留，以致脾胃受伤，耗伤血气，酿成疳症。另一种说法是"疳"与"干"音相同，是指由于脾胃虚损，不能生化气血，难以长养肌肤而干枯消瘦。两种说法不离两个因素，一是脾胃受损，另一个是干瘦，一个是因，一个是果。

方苏雅《晚清昆明绝照》有一张照片，上面流浪的小孩赤身裸体，手脚上的骨头都露出来了，真是"干瘦如柴"。当时，贫病交加，"糠糟不饱，褴褛不备"的干瘦小孩无处不在。

过胖是病，太干也是病。以前，昆明中医治"疳积"创造了很多丸散药。清乾隆末年（1795）的康敬斋，就是昆明儿科名医。他在昆明端仕街30号开设的诊所，常常为小孩开"疳积散"，声誉渐广，当时民间流传着

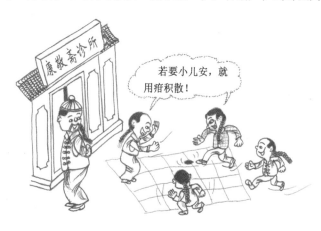

"若要小儿安，就用疳积散"的歌谣。

据《昆明市卫生志》（1998）记载："康敬斋，昆明人，乾隆末年即为人治病，擅于小儿科，后传其子康万和，万和又传子康崇德、康崇任，崇德传子康月轩，月轩传子康诚之，世医相传……均为昆明市儿科名医。" 康氏五代专攻儿科，疳积散距今已有210多年的历史。

如今药店里常见的"肥儿疳积颗粒"就来源于康敬斋的名方"肥儿疳积散"。这个药方的散剂在1984年改为颗粒剂，当时称"肥儿疳积冲剂"，味甜、微苦，适合小孩的口味。2002年，其被评为国家二级中药保护品种，为乙类柜台药（OTC），获取方便。

肥儿疳积颗粒的功能与主治为："健脾和胃，平肝杀虫。用于脾弱肝滞，面黄肌瘦，消化不良。"主治婴幼儿脾胃虚弱引起的面黄肌瘦和消化不良。这种病多发生在7岁以下的儿童，7岁以上也有发生的。常见的症状是乳食积滞、腹痛呕吐、虫积腹大、青筋暴露、面色萎黄、形体消瘦、头发稀疏、易发脾气、挠鼻挖耳、咬指磨牙、夜哭易惊等。

与同类疳积药相比，肥儿疳积颗粒的长处是"补杀结合"。"补"是补益，指用云南产茯苓和蓝花参等组成的"四君子汤"（另加甘草和白术），用来益气，健脾和胃；"杀"是杀虫，指用使君子、牵牛子等化虫药来驱杀体内的寄生虫，达到平肝杀虫的目的。肥儿疳积颗粒把补益药和驱虫药同用，共二十二味药材，补杀结合，适用于挑食厌食、蛔虫较多、证情较重的患儿。因为这一特点，"肥儿"，使儿肥，"疳积"，化疳积，故名为"肥儿疳积颗粒"。

服药期间，孩子应饮食清淡，忌食生冷油腻及不易消化的食品，如高蛋白和肉类等。感冒期间，不宜服用本品。如怀疑患儿有肠道寄生虫，应先做大便检查，避免盲目驱虫。

还可配合按摩、敷贴等辅助疗法，以缩短疗程。例如，摩腹法。若实证（肠胃有热并消化不良）：顺时针摩腹6分钟，每分钟120次左右；若虚证（脾胃虚弱）：逆时针方向8分钟，每分钟80次左右。又如，穴位敷贴：若小儿素来体质弱，可用中药穴位敷贴。还可用捏脊疗法。此外，加服参苓健脾胃颗粒，益气健脾，扶正固本，效果较好。

（刘艳）

小儿感冒　颗粒帮忙

在夏秋转换季或冬春时节，小儿感冒最容易发生。嗓子干、咽喉痛，甚至鼻塞、咳嗽、头胀疼。稍不注意就会发烧，有痰咳不出，严重的高烧不退。

为什么孩子容易"发热"呢？中医认为，小儿脏腑娇嫩，肌肤疏薄，抵抗力较弱，体质属阳，加之寒暖不能自调，容易受外邪侵袭，酿成感冒。感冒，无论风热，还是风寒，最终都会热化，邪在卫表皮肤故发热；风热之邪上扰故头胀痛；肺主肃降，如受邪，失于清肃，气机不利，炼液为痰，故咳嗽痰黏；咽喉为肺之门户，风热上乘咽喉故咽喉肿痛。

小儿感冒要及时治疗，治疗的意义在于提高身体本身的抵抗力。许多云南中西药结合医生，为治疗小儿感冒，开出了较好的方子。例如，云南儿科名医康诚之就是这方面的杰出代表。

1955年，康诚之在云南省中医医院创建了中医儿科。康诚之把自己祖辈积累的儿科医疗经验与西医相结合，看得准、疗效好。一时前来看病的人络绎不绝。据史料记载，当时，他的平均日诊在166～220人次。为了解

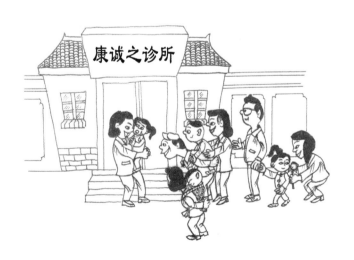

决患儿排队等候时间长的问题，康诚之与其他西医一起，拟定了四十余个协定处方，编成"儿科经验方剂"。方剂很快流传到曲靖、玉溪等地州医院。这些方剂既是常用经典处方，又结合云南气候特点，拣药方便。如其中的"桔梗板蓝剂"，适合小儿"感冒风热"。那时，药剂师常常把这首药煮成汤剂，供小儿服用，深受小儿家长欢迎。

现在，除汤剂外，还出了一种颗粒剂，叫"小儿感冒颗粒"。微甜，用开水冲服，适合小儿口味。目前"小儿感冒颗粒"的生产厂家遍布全国各地。

"小儿感冒颗粒"，针对儿童感冒特点，组方精良，具有"疏风解表，清热解毒"的功效。"用于小儿风热感冒，症见发热、头胀痛、咳嗽痰黏、咽喉肿痛；流感见上述证候者。"

"小儿感冒颗粒"的特点是轻微而平和。小儿稚嫩之体，医家用药切忌重厚之药，一般用药轻微，多用食物类药材，如菊花、大青叶、薄荷等，取其轻微之药性。平和是指药力而言，攻伐太过则容易伤人，小儿受不了。因而，它多用草木药材，平和而不伤身。

从"小儿感冒颗粒"的配伍中，我们可以看到，它是作为一种调理剂来使用的。大家知道，"是药三分毒"，各种药物，其性能均有偏颇，人们就是用其偏颇来矫正身体的。所以，对无病小儿，古人不主张轻易服药。如《幼幼集成》说："凡有微疾，不用仓忙……能得乳食清和，一二日间不药自愈。"即使微小的感冒，只要喂乳的母亲严戒油腻荤酒，乳食清和，小儿自身的抵抗力起作用，也能够自我恢复。小儿感冒颗粒以其疏风和清热的作用，来帮助身体战胜疾病，恢复其自身抵抗力，增强自我免疫能力。

另外，在服用小儿感冒颗粒时，施以推拿、按摩等手法，也能起到辅助的作用。

（刘艳）

出自宫廷的再造丸

清光绪十一年（1885）正月二十六日，春寒料峭，北京紫禁城内的慈禧皇太后觉得膝盖麻木，站立艰难。此时，正逢国家内忧外患，刚满50岁的她心急如焚。太监把太医院的御医李德昌招来。令他率众御医跪地，屏息诊脉，共同讨论了处方。慈禧服后，腰膝渐渐如常，传谕赏赐御医李德昌等人。

慈禧使用的这副药就是"再造丸"，那时叫"回生再造丸"，其处方记载于《太医院秘藏膏丹丸散方剂》之中。再造丸是治疗"风痰阻络所致的中风偏瘫、半身不遂、口舌歪斜、手足麻木、疼痛痉挛、语言謇涩"等病症的著名中成药。前人称它"医风痰、治瘫痪，起死回生之力，故立名，功同再造"，一般简称为"再造丸"。

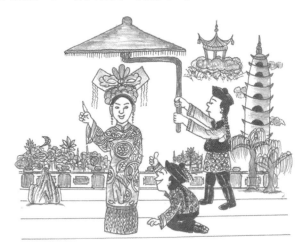

中华人民共和国成立前，再造丸在云南曾流行一时。许多老年人至今还记得福林堂制售的再造丸。对于年轻人来说，从矗立在光华街口福林堂老店前的石碑上，可目睹再造丸的影子。

再造丸的贵重在于四个方面：一是名贵药材齐聚。如豹骨、麝香、穿山甲、蕲蛇肉、血竭、沉香、檀香、人参、三七、天麻等。作为宫廷御药，其在选材方面有着严格的要求，各种药材均须道地产区的优质药材。如吉林人参、文山三七、天台乌药、云南茯苓、进口的沉香和血竭，甚至"两头尖"（草药名）要"出在乌鲁木齐"的，要求极为苛刻。

二是加工炮制严格。方中主药"蕲蛇肉"，要求"去皮骨，并头尾各三寸"，就是蕲蛇头去三寸，尾去三寸，去皮鳞，用黄酒浸闷，去骨后，干燥备用。乳香和没药要"瓦焙去油"。首乌和地黄须经"九蒸九晒"方可入药。穿山甲片要"砂烫醋淬"。豹骨要"油酥"。这些传统的炮制工艺，使这些质量上乘的药材在疗效上更是登峰造极。

三是大组方。再造丸精选药材五十八味，只是制备成分中的数目，也就是目前的标准处方数。如果把前期炮制用的药材计算在内，就不止五十八味，确切地说是八十多味。因为其中的"建曲"是由辣蓼、苍耳草、青蒿、苦杏仁等二十三味药材加工而成的，再加炮制中的辅料，如酒、醋、油等，所以说，它是由八十多味中药材组成的中医大方。如此之多的药材配成一颗颗大蜜丸，在中成药里为数不多。

四是配伍精当。如此多的药材组合，绝不是随意搭配，而是严格按"君臣佐使"的配伍原则组方的。"君臣佐使"概念源于古代封建王朝的君臣制概念。它与中医药理论融合后，又高于这一概念。《黄帝内经·素问·至真要大论》说："主病之谓君，佐君之谓臣，应臣之谓使。"如果说一般中成药的配方按"君臣佐使"是以一个国家来立意治病的话，那么再造丸就相当于是联合几个国家的力量来治病了。

我们惊奇地发现，再造丸的组方，与"多国联合"模式高度相符。方中用蕲蛇肉、全蝎等五味疗效相似的一组药材为君药，针对主要病证发挥作用；用麝香、三七等十六味中药材（分三组），为臣药，辅助君药，加强疗效，针对次要病证发挥作用；用人参、龟甲等共三十六味中药材（分九组），为佐药，全面调节和综合治疗；最后用被中医界誉为"国老"的甘草来调和诸药。此外，方药制成大蜜丸，以蜂蜜来缓和方中诸药俊烈的药力。整个组方配伍合理，全面兼顾，充分体现了中药组方的"整体观"和"系统论"智慧。

（金凌）

壮腰健身丸善补元气

气是古代人们对自然现象的一种朴素认识。中医学把气看成是构成人体的基本物质。其中，根源于肾的元气，又名"原气""真气"，是人体最根本的气、最重要的气。

元气充沛，则活力旺盛；元气虚衰，则百病丛生。导致元气衰微的原因有的是先天禀赋不足，有的是后天失养，有的是久病耗损，有的是过劳无节……致使身体的组织功能低下。元气虚衰常见的症状是腰酸腿软、头晕耳鸣、眼花心悸等。因个体差异不同，还伴有其他症状。

"虚则补之"，根据中医理论，元气虚应该采取"补"的方法。云南中成药里，壮腰健身丸就是常用的补元气的药。腰为肾之府，补肾之元气就是壮腰。该药为丸剂，因此名为"壮腰健身丸"。

壮腰健身丸由黄精、熟地黄等药材组成，具有补肾阴亏损的功能。其药材单用，曾有许多传说和经验。比如黄精，在《稽神录》中，有一个女婢，因吃了黄精而轻身腾飞。

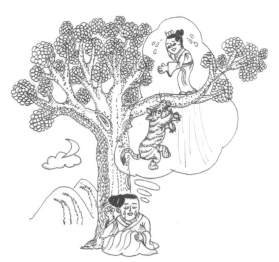

相传五代时江西临川有一女子，被迫进入一士人家中为婢，因不堪虐待，逃进山中。不久所带干粮吃光，只得饮山泉充饥。一天，她昏倒在溪边，醒来见溪旁有一丛野草，鲜嫩可爱。遂连根拔起大嚼，倍觉甜美。自此她饥，则以此草为食，渴则以清水为饮。久之，便腹不知饥，口不思渴，往来林中竟觉身轻体健。一天夜里，该女子睡于大树下，忽然梦中惊醒，听得草中兽走声急，以为虎狼奔来，十分惧怕。惶恐中，急想上树，刚生此念，已于树上。她觉惊喜，仿佛梦中。次日清晨，欲跳下树来，不觉身已飘然而下，立于树旁，她惊喜至极，以为有神灵相助。从此，她意有所往，身则飘然而至。往来山林，攀崖逾涧，轻捷矫健。士人闻之大惊，以为婢女成仙，恐其前来报复，日不食，夜不眠。家奴说："贱婢哪有什么仙骨，不过吃了山中药草——黄精，才使身体灵健。"此传说，虽有些夸大其词，但黄精入药却被列为上品。

又如熟地黄。熟地黄是用生地黄，蒸至内外颜色变黑并且油润而成。我们知道，作为"四大怀药"之一，地黄有着久远的历史。最初，地黄是作为食品来使用的。1000多年前，中原地区的群众就拿地黄来"腌制成咸菜，泡酒、泡茶而食之"。至今人们仍把地黄切丝凉拌，煮粥而食。地黄经炮制后，变为"熟地黄"，药性由微寒转微温，补益性增强。《本经逢原》说："熟地黄，假火力蒸晒，转苦为甘，为阴中之阳，故能补肾中元气。"

再如千斤拔。千斤拔是一种直立或披散的亚灌木豆科植物。在云南省的红河、思茅、楚雄等地均有分布。作为中成药的原料，主要来自红河州。红河州的壮族群众，历史上就有使用千斤拔的习惯，他们用千斤拔来祛风除湿，益气止血。清代道光二十八年（1848）出版的《植物名实图考》，记载了当地的用药经验。

与其他补益药相比，壮腰健身丸的特点是寓补气血于补阴之中。其组方中的多味药，既补气血又补肾精：如黄精，补肺脾之气，又益肾精；熟地黄，补血要药，又养肝肾；制何首乌，既补血又益精。因而，深得"阳中求阴"的补益真谛。正如明代的《景岳全书》所说："善补阴者，必于阳中求阴，则阴得阳升而泉源不竭。"此外，壮腰健身丸的药材均为植物药，药力平和，作为滋养肝肾之品，宜长期服用，方可改善腰膝酸软、头晕眼花、须发早白等早衰症状。

（李淑红）

组方精简的止泻利颗粒

1982年10月14日，位于小西门的昆明市五华区人民医院，像往常一样，接待着病人。一大早，在内科门口，曹祖豫医生还没开门，只见一个中年妇女，左手按着腹部，急急忙忙冲上来说："医生，快给我瞧瞧，拉不得了。"曹医生连忙招呼："莫急，坐下来说。"原来是昨天晚饭时，这位姓方的女士吃多了酸淹菜，到夜间感到腹部绞痛，一阵一阵地，还发起烧来。一夜里，腹泻了10多次。一量体温，39.2℃，医生给她做了血液和大便化验，诊断为急性菌痢疾。曹医生给她开了止泻利颗粒，因有脱水而用5%葡萄糖盐水及氯化钠输液。连续用药4天，观察2天，无反复而治愈出院。

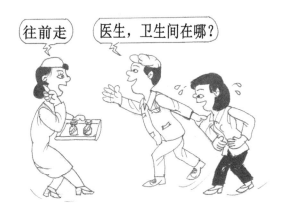

曹医生使用的止泻利颗粒是当时刚上市的新产品。他们连续使用，做了一年多的临床观察，累计病例203例，初步证实该药的效果良好。

止泻利颗粒是云南特产中成药，仅昆中药公司生产。止泻利颗粒的成分是杨梅根、钻地风、山楂等。功能与主治为："收敛止泻，解毒消食。用于湿热泄泻，伤食泄泻"。

止泻利颗粒是来源于历史悠久云南民间应用的一个经验方。方中所用药材早在500多年前的《滇南本草》中就有记载，且疗效确切。《滇南本草》记述道："钻地风（又叫黄锁梅），酸，微温。走经络。治筋骨疼痛，萎软麻木，日久赤白痢疾，休息痢。"方中使用的杨梅是昆明地区常用的食材和药材。作为食材，昆明人用熟透的杨梅和蜂蜜腌藏一年，取出来吃，开胃爽口。作为药材，民间常用鲜杨梅煎汤治隔食、呕吐，或者与鸡同炖，治胃气痛。1970年，昆明市卫生局编印的《昆明民间常用草药》记载：杨梅主治"久泻久痢"。

泻，就是腹泻；痢，即"利"，就是急性肠炎。它们是常见病。泻痢，以湿热泄泻和饮食内伤泄泻为主。其病因主要有两方面：

感受外邪：以暑、湿、寒、热较为常见，其中尤以湿邪致泻居多。中医认为，"脾主运化水谷"，脾胃对饮食起着消化和吸收的作用，具有将营养输布全身的功能，喜燥恶湿。遇外邪侵袭，影响脾胃的运行，脾胃功能失常，常产生泄泻。此时，泻下急迫，势如清水，肛门灼热，大便黄褐腥臭，小便短赤，心烦口渴。尤其在夏秋两季容易发生。服用止泻利颗粒期间，应多饮水，多食蔬菜，如苦瓜、冬瓜、绿豆粥等，以祛湿养胃。

饮食内伤：饮食不节，暴饮暴食，以致食停胃脘而不化。或过食肥甘油腻，或恣食生冷不洁之物，如本文开头的医案一样，或饮酒过度等，都会导致脾失健运，水谷不化，水反为湿，谷反为滞，升降失调而发为泄泻。常见腹痛，腹胀，泻下秽臭，泻后痛减，兼有脘腹胀满或嗳腐、厌食等症。服用止泻利颗粒期间，应暂时禁食，等脘腹胀满、嗳腐症状缓解方可少量进食。饮食宜清淡而富有营养，少食多餐。

止泻利颗粒的特点是：①组方较为合理精简。现代药理学研究揭示，该药的成分杨梅根和钻地风含有大量鞣质，故止泻凑效快速。金银花含有抗菌成分，有消炎抗菌的能力。山楂消食健胃，收敛止泻而不滞气，无腹胀之弊端。②使用范围较广。对感染性（如急性肠炎）、非感染性（如结肠炎）以及胃肠功能紊乱（如慢性腹泻）所致的泄泻均有较好的疗效。③所用药材均产于云南，为云南地道药材，便于开发和利用云南省药物资源。

（刘艳）

"天然抗生素"蒲公英颗粒

说起"蒲公英"来,有一个动听的传说。相传在很久很久以前,有个十六岁的大姑娘患了乳痈,乳房又红又肿,疼痛难忍。但她羞于开口,只好强忍着。这事被她母亲知道了。当时是封建社会,她母亲缺乏知识,从未听说过大姑娘会患乳痈,以为女儿做了什么见不得人的事。姑娘见母亲怀疑自己的贞节,又羞又气,更无脸见人,便横下一条心,在夜晚偷偷逃出家园投河自尽。事有凑巧,当时河边有一渔船,上有一个蒲姓老公和女儿小英正在月光下撒网捕鱼。他们救起了姑娘,问清了投河的根由。第二天,小英按照父亲的指点,从山上挖了一种好草,翠绿的披针形叶,上被白色丝状毛,边缘呈锯齿状,顶端长着一个松散的白绒球。风一吹,就

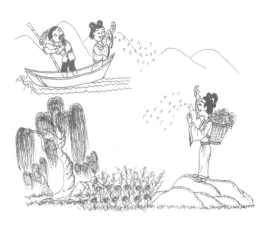

分离开来,飘浮空中,活像一个个降落伞。小英采回了这种小草,洗净后捣烂成泥,敷在姑娘的乳痈上,不几天就霍然而愈。以后,姑娘将这草带回家园栽种,乡亲们谁患上此病都来找这位姑娘。为了纪念渔家父女,便叫这种野草为"蒲公英",简称"公英"。

这一故事在云南民间广为流传。有经验的老奶奶会用它来治乳痈(早期局部红肿坚实,脓肿尚未形成)。他们把新鲜的蒲公英采来,捣烂,加入少许红糖后,外敷患处;或用蒲公英,加少许食盐,捣烂,外敷,效果也不错。

这一个不起眼的小草,做成中成药颗粒,就是"蒲公英颗粒"。大家别小看方中只有一味药"蒲公英",它可是治疗乳痈(急性乳腺炎)的

良药，素有"天然抗生素"之称。

蒲公英颗粒收载于《中华人民共和国卫生部药品标准·中药成方制剂》第八册，其功能与主治为："清热消炎。用于上呼吸道感染，急性扁桃体炎，疖肿。"

"上呼吸道感染""急性扁桃体炎"是西医名称，是指呼吸道遭受细菌感染，致使咽喉、鼻腔、扁桃体等充血、肿大或发炎。中医辨证，可见的症状常常为吞咽困难，有堵塞感，咽喉鲜红，喉结红肿，表面有黄白色浓点或黄白色伪膜，并伴有发热、口渴、头疼、溲赤、便秘、舌苔黄、脉数等症状。

"疖肿"为中医名称，是痈疽的一种。清代的《医宗金鉴·痈疽总论歌》曰："痈疽原为火毒生。"火毒引起疖肿。中医认为，人的机体感受热（火）邪，会出现各种病症。例如，风热上扰可见头痛、耳鸣、咽喉红肿疼痛；阳明火盛可见牙痛，齿龈红肿等症状，即常说的"火牙"；火热之邪入于血分，可聚于局部，腐蚀血肉，形成阳性疮疡痈肿，即这里的"疖肿"；肝气不疏，胃中积热，肝胃火盛，可致乳房局部红肿热痛，即上述的"乳痈"。

蒲公英是用来清热解毒、消痈散结的。蒲公英味苦、甘，性寒。苦，则外泄散滞，寒能清热，甘以解毒。故蒲公英善治内外痈肿、疮疡。被广泛用于热毒之证，一切痈肿、疮毒、痄腮、喉痹都用它。妇科上，则用来疏郁通乳，或治乳痈。

药物学显示，蒲公英植物体中含有蒲公英醇、蒲公英素、胆碱、有机酸、菊糖等多种健康营养成分，有利尿、缓泻、退黄疸、利胆等功效。蒲公英同时含有蛋白质、脂肪、碳水化合物、微量元素及维生素等，有丰富的营养价值，可生吃、炒食、做汤，是药食兼用的植物。

蒲公英颗粒采用蒲公英药材加入少许蔗糖制成，便于服用和携带。目前，它被列为柜台药，购买方便。有的患者称它是"清热消炎的良药"。

（白丽红）

口疮灭火剂：口咽清丸（阮氏上清丸）

阮氏上清丸的独特在于儿茶。儿茶有一个悠久的传说。很久以前，西南密林丛中的一个寺庙里，一个主持做完佛事后正要离开佛堂，迎面来了一个背着娃娃的傣族阿妈。"救救孩子，救救孩子！"阿妈上前拦住了主持。主持把她接到屋内，阿妈连忙放下娃娃。娃娃眼睛紧闭，鼻子扇着粗气，嘴巴上的疮糊着血丝。主持见状，转身把自己的碗茶端来，给娃娃喝下。渐渐地，娃娃睁开了眼睛。又喝了几天，娃娃气息正常，口疮也愈合了。阿妈感激这位救命主持，常带娃娃来庙供奉斋饭。娃娃长大后成了这座庙的佛爷。寨子里传说着这位佛爷的故事，因为是他孩儿时喝的茶，故称"孩儿茶"。

"孩儿茶"，简称"儿茶"。分类学上，属豆科植物。说豆科，是说它的果实像豌豆荚，扁而薄。就枝干而言，它像树一样高大。矮者一人多高，高者达一二层楼高。最突出的是细叶排列得整齐，宛如两对梳子或皂角，因此又叫"鸭皂角树""合欢"。思茅称"黑儿树"，曲靖叫"野孩儿蜡树"。做药材常用其枝叶和干茎的皮。

我国最早使用儿茶是在云南景洪一带。据《普洱府志》记载，早在2300年前，有人从缅甸引入在西双版纳州的景洪栽培。后来，在勐腊、景谷、孟连等地逐渐栽培和使用。

阮氏上清丸就是用儿茶为君药，配合其他药料制成的。

阮氏上清丸源于明代方广《丹溪心法附余》（1536）卷十一的上清丸。《丹溪心法附余》是明代医家方广，对元代著名医学家朱震亨（丹溪）学术理论所做的阐发。其中收载上清丸。阮氏上清丸把朱震亨的上清丸除去百药煎等六味药材，加马槟榔、山豆根、乌梅肉三味云南地道药材，保留其余六味药材而得，共九味药材。阮氏上清丸是云南地道药材与古代名方相结合的产物，被誉为"口疮灭火剂"。

据档案史料，清康熙年间（1662—1722），昆明阮氏即制售上清丸。此后一直传承不辍。

清朝末期，光绪、宣统年间（1875—1909）昆明出产的阮氏上清丸，由大东门内阮姓创制，时称"上清丸"，清喉头，治嗓子疼，远近闻名。《云南省志·医药志》载：清代阮氏上清丸就行销省外。四川等地都来批货。"特别深受在扬子江畔拉纤的纤夫们喜爱，他们每天出门时，用个小瓶装上数粒，在他们拉纤呼号口干舌燥时便嚼含一两粒，嗓子煞是舒服。"中华人民共和国成立前，昆明的老药店曾用精美木盒子包装，销往我国香港及东南亚等市场。

阮氏上清丸的功能主治是："清热降火，生津止渴。用于火热伤津所致的咽部肿痛、口舌生疮、牙龈红肿、口干舌燥。"

口疮、咽喉肿痛多因风热搏结于外，火毒炽盛于内所致。胃火等火邪上炎，或外感燥邪，从口鼻入里，则肺部首先受累，初起口干舌燥，继而咽喉肿痛，发热头痛。热渴有汗。"牙疳"是病名，症状是牙龈红肿、溃烂疼痛，甚至流血、化脓等，常伴有口臭。中医认为，此为风热喉痹之病机。治疗一要清热泻火，二要生津益气、解毒利咽，以凉润之法解之。阮氏上清丸即为清热生津药。

包衣是最古老的制丸工艺方法。旧时，阮氏上清丸是用簸箕煎水来叠的。中华人民共和国成立后，机器代替手工。1972年，昆中药公司开始使用TXY800型糖衣机。新机器使原工艺不灵了。儿茶药粉容易凝固，丸粒难以成型。1978年，青工张元昆琢磨，能不能用酒精来叠？张元昆利用周末，到车间试验，用乙醇（酒精）代替水，反复试验。结果，摸索出一套解决方法。这套方法叠出的丸粒表面光滑，形状均匀。这项成果获得医药行业主管部门的科技进步三等奖，后来载入《中国药典》。现仍在使用，为传承中医药非物质文化遗产作出了重大贡献。

2015年，《中国药典》载入该药，用"口咽清丸（阮氏上清丸）"的药名，保留了古名。

（白丽红）

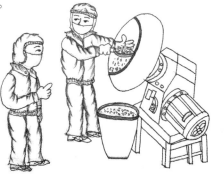

益母颗粒：恩遇之报

感恩戴德是中华民族的传统，留下无数动人的故事。"益母草"的来历就是其中之一。

相传，在衢州府老沐城南一个小山村，一年轻女子在小溪边洗衣，突然一头受伤的母鹿窜了过来，双膝跪地在她面前瑟瑟发抖，低声哀鸣。女子可怜母鹿，抬头一看，见一个猎人远远地持枪追来，女子立刻明白，顺手把母鹿揽在长裙之下，继续洗衣。猎人追至近前问："可见到一头鹿奔过来？"女子指指后山，猎人便向后山追去。猎人走远了，女子把鹿放出，让它返回前山。

几个月后，女子临产，腹痛两天两夜，还未产下，痛苦万分。深夜，女子的呻吟传出屋外，传到山峦深谷中。一会儿，婆婆忽听门响，开门一看，一头鹿衔着一根草放在门槛上，点头三下而去。女子听婆婆说刚发生的

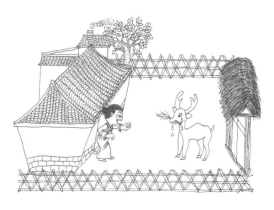

事，便想起救鹿的事，"莫非鹿来报恩？！"婆婆听后，拿草煎汤，让女子喝下。果然腹痛减轻，接着婴儿"呱呱"生下。母子平安，全家欢喜。后来，这枝草就叫"益母草"。

益母草为直立草本，多生于田野、村旁、路边、山坡草地或溪边，叶对生，茎叶无柄，通常三裂，如同鸡脚形状，花粉红，药用全草。据《云南中草药》记载：益母草味"苦辛，微寒"。具有"益精明目，祛瘀生新，调经活血，消肿"的功效。益母草在云南全省均有分布。文山称"坤草""红花艾"，西双版纳傣族称"芽米聋"，白族称"德莫司"，彝族

称"仔和"，藏族称"桑蒂"。

益母草为妇科常用药。历代医家都把益母草作为活血化瘀的药物。《本草纲目》云："益母草行血养血，行血而不伤新血，养血而不滞瘀血，诚为血家之圣药也。"用来治疗月经不调、胎漏难产、产后恶露不尽、瘀血腹痛等妇女疾病，为妇科良药。据称，益母草还有美容养颜的功效。武则天就因为服用益母草，80岁依然容颜不老。

一直以来，益母草以单方制为成药使用。以前认为，益母草是一种安全无毒的中药材。但是，对其深入研究后发现，益母草如果长期、大剂量地使用，也会出现不良反应，如会引起子宫收缩，孕妇可造成流产；扩张小动脉造成血压下降，甚至休克；兴奋呼吸中枢而引起呼吸加快和增强，全身乏力；损害泌尿系统，引起腰痛、血尿，同时还会造成不同程度的肾脏损害；等等。所以，后来，国家卫生部门规定应对其进行配伍减毒、炮制减毒，避免大剂量长期地单独使用。为此，出现了以益母草为主药，再加入其他药物的复方制剂，如益母颗粒、补血益母颗粒等成药。1996年起，云南生产益母颗粒。生产企业把单方变为复方，不仅保留了益母草原有的功效，而且根据中药的配伍，增加其他妇科疾病的协同作用。

中成药"益母颗粒"的成分为益母草、当归、川芎和木香四味。在制造时，重用益母草，活血化瘀、调经止痛，为君药。当归，活血养血；川芎，行气活血。这两味药并用，调血气，止疼痛，为臣药。木香辛温，行气止痛，为佐药。四药配伍，共凑活血化瘀，调经止痛之效。正如"益母颗粒"使用说明书所说：其功能与主治为"活血调经，行气止痛。用于气滞血瘀所致的月经不调、痛经、产后瘀血腹痛"。

如今，产科医生时常建议在产后初期服用益母颗粒等含有益母草的中成药，原因就是益母草能够促进子宫收缩，有利于排除瘀血。此外，流产后，服用益母颗粒等来护理，也是同样的道理。

"呦呦鹿鸣，食野之苹！"《诗经》这幅和平的景象，无疑是人与自然相互感念的结果。益母颗粒，利益天下母亲的颗粒药，以一个实用的产品沿袭着这份人间温情。

（吴叶）

加味逍遥丸：助你笑颜常开

俗话说："笑一笑，十年少！"笑的养生价值不为不大。可现实生活中，有的人就是笑不起来。对此，"加味逍遥丸"说了："我可以助他笑颜常开。"

看官会问："这加味逍遥丸是何方神仙？敢夸海口！"您且听听它的自我介绍吧。

"我叫加味逍遥丸，是逍遥丸的升级方。原方为逍遥丸，加入牡丹皮和栀子后，人们赐我新名'加味逍遥丸'。前者用于寒热不明显的患者；而我则用于体内有热的月经不调者。

体内有热邪，血受热则煎熬成块（《医林改错》），凝血停留往往造成多种病变。如《难经》所说：'脉不通则血不流，血不流则色泽去。'色泽退去，变为黢黑，肌肤带刺，舌青唇痿，往日的风华朱颜悄然而逝；严重的瘀血停滞，血不归经，出现月经过多，或鼻衄（鼻出血）、肌衄（皮下紫斑）；还有的大便色黑，小便自利；甚至头痛、失眠、耳鸣等症。在情绪上，往往表现为爱发脾气、易怒、想不开、动辄生闷气、焦虑、悲伤或恐惧；笑声渐渐与她无缘，微笑更是远离。肝火旺的女士就用得着我了。

中华人民共和国成立前，我就来到了云南高原。清光绪壬辰年（1892），在昆明四牌坊路开设的寅生堂，制售过我。从那时起，我在春城为民解难，留下许多佳话。

据《续修昆明县志》，清末，昆明名医姚时安善治妇科病。一个新媳妇，入门未满三个月，腹部忽然大起来，小姑和丈夫都怀疑她，想撵她走。姚时安诊断后说，未怀孕，是新媳妇离开母亲，忧思郁结，又误服涩药所致。为她开了数剂药，转眼就瘪下去了。

1964年4月19日，云南省冶金局卫生所进来一位吴女士，胡少五医生招呼她坐下。女士说，她27岁，已婚两年未孕，近半年经期约在38～41天，量少，每次月经前均淌鼻血（鼻衄），带多色透明或乳白。胡医生用我，再加茜草等疏肝清热之剂，给她服下。3天后复诊，开具当归调经汤。2天后，月经已净，腹痛止住。又3天后三诊，鼻血少许，肝经余热不清，胡医生以我和四生丸白茅根一剂收功。渐渐地，欢笑又洋溢在吴女士脸上。这一医案记在《云南省老中医学术经验交流会资料选编》（1973）里。

在古代，我是散剂，称加味逍遥散。后来才改为水丸。中华人民共和国成立后，工人用机器把我做成丸剂。1964年，昆明沙朗巷作坊内，我出生在锅型糖衣机里。锅是水平放置的，锅边围着布套，防药溢出，锅底有轴，用马达带动。机器一开，工人不时添细粉，喷雾器的喷头往锅内喷生姜汁。

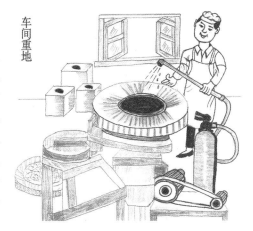

锅转动起来，把丸粒滚大。后来，糖衣机倾斜放置，操作更加方便了。

最近，北京中医药大学的贺娟医生在中央电视台科教频道里说：'女人养生三件事：暖、美、悦。爱生闷气与肿瘤疾病关系最密切。可选用加味逍遥丸治疗爱生闷气。'

我是柜台药（OTC）。按照国家标准，我的功能与主治为：'舒肝清热，健脾养血。用于肝郁血虚，肝脾不和，两胁胀痛，头晕目眩，倦怠少食，月经不调，脐腹胀痛。'

另外，这里提到的肝与西医的肝完全不同。西医的肝只是一个帮助解毒、消化的器官；而中医的肝关乎情绪，不只是一个器官，更是一个系统：肝主藏血，肝更主疏泄。它负责气血的运行，把气血疏泄开。更重要的是，肝在疏泄时，需要情志的舒畅。抛去烦恼，心境逍遥，方能健康长寿。

最后声明，我也不仅仅供女士们使用。"

（吴叶）

百年老药调经止痛片

调经止痛片是昆明晚清名医戴显臣的家传验方。说戴显臣，可能没多少人知道，但说戴丽三，知道的人不少，他于1955年任云南省卫生厅副厅长。戴显臣是戴丽三的父亲。戴显臣清光绪年间（1875—1908）在药店学药，潜心《伤寒论》《金匮要略》等医著，后来在昆明孝子坊巷开设万和堂药店，兼行医，给人看病。

一天，诊所来了一位妇女，双手按着腹部，脸色苍白，头上冷汗直流，戴显臣先生诊断为经期腹痛。那时，正值"太平军"起义，药材难寻。于是，戴先生给她配制了云南本地生长的大红袍、泽兰叶、当归等药材。几剂之后，病痛减轻，后来未复发。一传十，十传百，昆明许多妇女都喜欢来戴显臣家抓药。于是，为了方便，戴显臣把这个药做成散剂，叫妇科调经散。

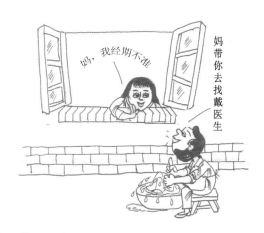

中华人民共和国成立后，生产企业把散剂改成片剂，收载在1974年《云南省药品标准》之中，患者服用更方便。20世纪90年代，全国中成药整顿时，正式使用"调经止痛片"的名称。1993年，收入国家卫生部《部颁标准中药成方制剂》第八册。2010年，收载在《中国药典》之中。调经止痛片的功能与主治为："益气活血，调经止痛。用于气虚血瘀所致的月经不调、痛经、产后恶露不绝，症见经行后错、经水量少、有血块、行径小腹疼痛、产后恶露不净。"

月经是女人健康的标志。月经不调是最常见的妇科疾病，主要表现为月经周期或出血量异常，月经前、月经期腹痛及全身不适。月经不调会造成很多危害：使女性皮肤明显出现色斑、松弛、晦暗无光、毛孔粗大、粗糙、痤疮不断等，引起女性体内的毒素沉积，不利于子宫和卵巢的排毒，会引起不孕不育，同时还容易导致衰老，出现更年期症状，失眠、精力、体力下降，记忆力减退，骨质疏松，肾功能下降等。所以调经对女性很重要。

经期性疼痛又叫痛经，常影响女性正常的工作生活，需要药物治疗。中医认为，生殖器由肝、肾所主，而运行得好不好就在于肝的功能，所以治疗月经不调就要从肝入手。中医用行气、活血、疏肝及止痛的中成药来治理月经不调，而且多慢慢调理。各种症状，用药不同。如果属肝郁化热型月经不调，可用加味逍遥丸；如果属肝郁气滞型月经不调，可用舒肝颗粒；如果属气虚型月经不调，治宜补气摄血，可用补中益气丸、归脾丸等；如果属血虚型月经不调，可服用妇科调经片、八珍益母丸、乌鸡白凤丸；属血虚宫寒型月经不调，可服用郑氏女金丹；属气滞宫寒型月经不调，可用妇舒丸；属气滞血瘀型月经不调，可用益母颗粒等；属气虚血瘀型月经不调，可服用调经止痛片。患者应对症下药。

调经止痛片，适合气虚血瘀所引起的月经后错。气虚血瘀是病根，因此，治疗原则是益气活血。调经止痛片由当归、党参等七味药配伍。方中当归养血活血，调经止痛；党参甘平，益气健脾，二药合用，补气养血，活血调经，针对气虚血瘀之病机，共为君药。川芎、益母草、大红袍、泽兰叶活血化瘀，调经止血，为臣药。香附疏肝解郁，调经止痛，为佐药。共凑益气活血、调经止痛之效。

治疗痛经，一般在经前3~5天开始服药，连服一周，口服，一次6片，一日3次。除用药外，还要从精神方面调理，心态要平衡，适当运动，乐观面对生活。身心健康才是女人完美的状态。

（吴叶）

牛黄解毒片善降三焦火

冬春季节天气干燥，很多人都容易眼干目涩、口舌生疮甚至咽喉肿痛，我们知道，这是"上火了"。茶前饭后，人们都会说要降降火。笔者是山东人，来到云南，我发现这里有用中成药来"降火"的习惯。

传统佳节春节期间，从年三十到年初五，百姓家拜年的行程早已安排得满满当当。不是走亲访友，就是饕餮盛宴，鸡鸭鱼肉堆满了桌，再加上香甜的美酒、可口的瓜子、花生、糖果等零食，常常是年一过，舌头起泡，嘴唇破裂，使已经干燥的身体更是"雪上加霜"，怎么办呢？吃牛黄解毒片。

牛黄解毒，是古代人民在劳动中发现的。牛是云南彝族先民的重要财富。牛黄是牛胆囊的结石。在古代，牛黄入药，仅在祭祀时用，平时很少用。彝文《作祭献药供牲经》于明嘉靖十四年（1535）成书，发掘于云南省禄劝彝族苗族自治县团街安多康村张文元家。该书记载"献药"仪式：毕摩将香附根、艾蒿、生姜、草果、胡椒、鸭蛋壳等放入土锅中煎煮，加入牛黄、豹子胆、老虎胆等兽胆，前来吊孝的宾客各饮三口药汁。药汁有祛寒消积、清热解毒和防疫的作用。（徐士奎，罗艳秋《彝族医药古籍文献总目提要》）云南先民用牛黄解毒的传统知识传到内地，被用于熟药之中。

明代金坛人（今江苏省金坛市）王肯堂，出生于儒学与医学并重、条件十分优越的世医家庭，家中藏书不下数万卷。因母亲患病，延请各方名医仍未救治，王肯堂十分痛楚，便加倍刻苦研修医术。他继承了前人学术，将自己的诊疗经验融会贯通，撰写了《证治准绳》（刊于1602年）一书。书中收载了牛黄解毒丸，是泻火解毒的药方。如今的牛黄解毒片是根据该方加减而来的。

牛黄解毒片的功能与主治是："清热解毒。用于火热内盛，咽喉肿痛，牙龈肿痛，口舌生疮，目赤肿痛。"

牛黄解毒片能治疗三焦之火。上焦火为心火、肺火，主要症状：口

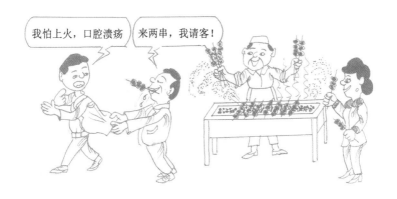

干、目赤、耳鸣、失眠。治疗方案：日常调理泡脚，并口服牛黄解毒片。中焦火为脾胃火，主要症状：食不知饱，胃泛酸，爱打嗝；或腹胀满，饮食少进。治疗方案：日常调理（吃黄色食品，并改变用餐习惯），加服牛黄解毒片。黄色食品如南瓜；饮食三餐要有规律；还可饭后10分钟后散步。下焦火指肝火，主要症状：阴部痒，妇女白带多，甚至带黄，还容易引起小便赤黄、大便干燥等症状。治疗方案：日常调理多以清血饮食为主（如木瓜、燕麦、花茶等），加服牛黄解毒片。

随着时代的进步，牛黄的来源也发生了变化。到1990年，云南使用动物牛黄基本结束，而由人工牛黄取代。

近日，《人民日报》（2013年12月29日第8版）"假日生活"版介绍说：冬季干燥，降火药要慎用。报纸说："服用降火类的中成药一定要对症：如牛黄解毒片是泻三焦实火、清肺胃实热的，只能在上火严重时（如牙床肿痛、大便不通或口舌生疮）暂时服用以缓解症状，不可作为长期的治疗用药。"为什么呢？因为"牛黄解毒片如果长期过量服用，可能会引起砷中毒。这种药物含有雄黄，遇热易分解氧化，变成有剧毒的三氧化二砷，即砒霜。因此，长期大量服用牛黄解毒片可能引起慢性砷中毒，危害健康，重者危及生命。"这里提醒患者降火应适度，服用时要仔细阅读说明书。另外在用药期间，不宜服用滋补性中药和食物。

（张孝坤）

颗粒剂带来藿香正气药新生

提到藿香正气药，许多人想到水剂——藿香正气水。的确，它是经久不衰的老药。这里要说的是一种新的颗粒剂：藿香正气颗粒。它是一种主治外感风寒、内伤湿滞的颗粒剂中成药，是继汤、丸、水、散等传统剂型之后的新生儿。

颗粒剂为现代剂型，是将药物与辅料配合而制成的颗粒状的一种制剂。其主要特点是可直接吞服，或冲水饮食，携带、贮藏、服用较方便；服用后，溶出和吸收较快。因此，这一剂型目前在我国发展迅速。

20世纪80年代，云南制药企业就开发了颗粒剂，如田七花叶颗粒、藿香正气颗粒、梅苏颗粒、感冒疏风颗粒等。经过30多年的发展，目前，颗粒剂的生产技术已经相当成熟。藿香正气颗粒等颗粒剂的问世和大量供应，无疑极大地改善了医药福利条件。

在缺医少药的年代，人们可没有这么幸运。距今近1000多年前，就出现了它的散剂，叫藿香正气散。历史上，宋代政府组织编修了我国第一部中成药制剂手册《太平惠民和剂局方》，里面就记载了藿香正气散。那时的藿香正气散多为官医局制作或医家自制。方法极简单，把藿香等药材拣净，去除杂质，再在研钵里捣成粉末，装袋即成。

云南大约在明末清初制售藿香正气散，那时昆明有利济堂、六合堂等药铺。从我们所见史料看，清朝中后期，昆明的药铺已制售藿香正气散，如福林堂（1857年开设）、寅生堂（1892）、大安堂（1910）等药铺。赵桂英师傅，2013年时77岁，在旧时昆明保和堂碾过药，给我们讲起了那时做药的情形。她说："清代昆明老药铺做药用碾槽碾。这种碾槽长约一米，宽三四十厘米，中间凹下去，药草放入其中，再用一个带轴的轱辘做碾子，人站在碾子的轴上，掌握好力度和角度，往前蹲。"赵桂英说："用碾槽，药放在里面，双脚站上去蹲轮子，像人家说的那样：脚蹬风火轮！一蹲一蹲，直到把药碾细。"但手工作坊的产量毕竟有限。

藿香正气颗粒的功能与主治为："解表化湿，理气和中。用于暑湿感冒，头痛、身重、胸闷，或恶寒发热，脘腹胀痛，呕吐泄泻。"

中医认为，"气"是推动人体新陈代谢的动力。明代著名医学家张景岳说："人之有生，全赖此气。""气"机不畅，则中焦脾胃阻滞，要么头疼胸闷，要么脘腹胀痛，要么怕寒怕冷，要么上吐下泻。治法就是"燥湿和胃"。藿香正气颗粒是常用的燥湿和胃的中成药。

为什么说藿香正气呢？因为藿香正气颗粒使用了广藿香、陈皮、桔梗、茯苓、生姜等地道药材，外散风寒，内化湿滞，使"正气通而邪气除"。尤其广藿香，它是唇形科植物广藿香的干燥地上部分，专入脾胃肺经。正如清代黄宫绣《本草求真》所言，它"馨香气正能助脾醒胃"，"俾其胸开气宽，饮食克进"，也就是"寒去正复"，故以其功用命名为"藿香正气"。依剂型的不同，有藿香正气水、藿香正气散、藿香正气颗粒等名称。

如今，藿香正气颗粒实行了全新的生产，多功能提取罐、干燥喷雾制粒机、原子检测仪……一系列新设备和新技术的采用，使藿香正气颗粒的质量控制和稳定性、生物利用度等都大大提高。目前，藿香正气颗粒在云南有数家企业生产，是云南名牌产品。

藿香正气颗粒，从研钵，到碾槽，再到挥发油的回收利用，它的生产历史是云南中药工业史的缩影。从中，我们看到技术、生产力和人民福祉的增进。

（陈宗凤）

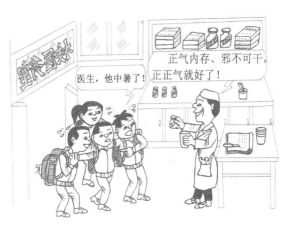

祛痰妙方：橘红丸

水果入中药，用得最多的莫过于橘红丸，橘子、柚子、杏子都用上了。只不过，用在中药里有许多限制和约束罢了。如，橘子要越陈越好，柚子用广东化州的，杏子要带苦味的那种杏核，等等。而且专门给它们取了名，橘子皮叫"陈皮"，柚子皮叫"化橘红"，杏子叫"苦杏仁"，其他的专业术语和要求就更多了。这些限制和要求，就是中药的"制法"。橘红丸的制法严谨，妙门颇多。

先说药材。橘红丸使用的"化橘红"，又名五爪红，为芸科植物柚的未成熟果皮，果皮剖开后多成五瓣或七瓣，如同手爪一般。入药的可不是全爪，而是手背，即果皮的外层表皮，外皮因日久天长而呈红色，宛如橘子之红，故称"橘红"，这称号是专给这点外皮的。而且，要用广东化州产的，叫"化橘红"。还要干燥后使用。干燥的时间越长越好，以除去辛辣之气，故又称"贵老"，是越老越贵吗？

"贵老"，可能是说，橘红可富贵长寿。相传在巴邛一个大橘园里，霜降后长有比三个斗还大的两个橘子。剖开后，有两个老叟相对在里边悠闲地下棋，谈笑自若。一老叟说："你输我海龙王女儿发十两，瀛洲玉尘九斛，龙缩袜八双。"另一老叟说："橘中之乐，不减商山，但不得深根固蒂，为愚人摘下耳。"一叟取龙肝脯削食之。俄而两叟乘一龙，足下云起而去。园人惊异，珍藏所剩的两大橘皮，有人咳嗽胸闷，即削一片吃之，十分灵验。来自长寿之山——商山的仙人，都喜爱橘中之乐：丝、肉、瓤、白、筋、络之类，可见柚橘的价值。

再说配方。橘红丸是由化橘红、陈皮、苦杏仁、款冬花、茯苓、紫菀、瓜蒌皮等十八味中药配伍而成的丸剂中成药。它是从明代《古今医鉴》清金降火汤加味而来的。方中严格按照"君臣佐使"的制方原则配伍。化橘红、陈皮、茯苓、半夏能理气，燥湿，化痰；浙贝母、瓜蒌皮、石膏、紫菀、款冬花具有清热，化痰、止咳的功效；苦杏仁、紫苏子可以降气化痰，止咳平喘；桔梗宣肺化痰，利咽喉；地黄、麦冬、甘草能滋阴生津液，调和诸药。这些药以健脾理气为本，以化痰止咳为表，治本与治标相结合，从而下气消痰。

十八味协同作用，为了一个目标："清肺，化痰，止咳。用于痰热咳嗽，痰多，色黄黏稠，胸闷口干。"这就是橘红丸的功能和主治。方中化橘红的分量较多，因而称"橘红丸"。

现代药理学研究揭示，陈皮中含有橘皮苷、甲基橘皮苷等化学成分，它们具有扩张血管、利胆、祛痰、抑菌等作用。这就是清代《本草求真》所说的"以皮治皮之意"。现代医学上，常用于治疗急性支气管炎和慢性支气管炎急性发作。

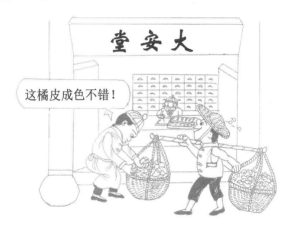

再说制造。旧时昆明老药铺，如杨大安堂等，制售橘红丸，那时叫"橘红化痰丸"，简称"橘红丸"。位于昆明文明新街的杨大安堂，店主杨兴周亲自挑选橘皮，遵法炮制，质量上乘。通过分店，橘红丸等中成药销售到永昌（保山）、鹤庆、玉溪、牟定等县城。20世纪80年代，制药企业的条件大为改善，橘红丸不再"粗大黑"，一改而为米粒大小的水蜜丸，包装也从蜡壳包装变为铝塑复合膜包装，每次服用1袋，日服2次，携带服用极为方便。

众妙之门出妙方。橘红丸以地道的药材、缜密的组方和现代的工艺修合而成，治疗热痰咳嗽，为人们解除困苦，不失为一剂良方。

（钱进）

古方新剂：通宣理肺片

1975年9月10日，云南省卫生局来了一位中年男子，他脸微黑发亮，肩上挂着一个包。一进办公室，便从包里拿出一摞纸，是药品生产资料。他向接待人说："我们想申请生产一个中成药——通宣理肺片。这是申报资料。"工作人员一看，开远的，单位是该县六二六制药厂。连忙招呼他坐下，给他检查资料。不久，经过审定，云南省卫生局把通宣理肺片的质量标准列入云南省法定地方标准，并下发批复，准予生产通宣理肺片。

你问这"六二六制药厂"是做什么的？原来那是1965年6月26日，毛泽东主席提出"把医疗卫生工作的重点放到农村去"，要求医药工作者思考"对于一些常见病、多发病、普遍存在的病，怎么预防？怎样改进治疗？"的问题。于是，在全国设立了六二六制药厂，生产农村群众需要的常用药。通宣理肺片就是在这种背景下改进的。

通宣理肺片之前有通宣理肺丸，它是从清朝吴鞠通编著的《温病条辨》杏苏散加麻黄和黄芩、减生姜和大枣而来的。杏苏散宣肺止咳化痰。紫苏叶和麻黄是该方的君药。紫苏叶是食药两用物品，云南民间常用紫苏做成苏子月饼，深受百姓喜爱。有一年重阳节，邻居家煮了一锅大闸蟹，孩子们吃得很香。晚上，7岁的阿毛抱着肚子，敲开门来找华佗。华佗拿

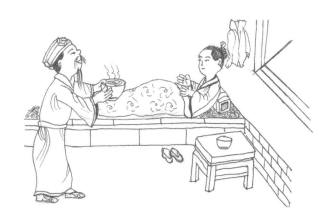

出一包紫苏子，煮后给阿毛喝下。不一会儿，阿毛恢复如初。阿毛长大后，煮蟹、炖鱼，甚至蒸馒头都要放点苏叶。村里人觉得紫苏叶通窍顺气，竟把紫苏叶、紫苏子加在月饼里，制成苏子月饼。吴鞠通用民间经验，把紫苏叶和杏仁配伍，创制了杏苏散。

制片剂时，又增加了麻黄和黄芩，使它的宣肺止咳效果更加显著。片剂是当时的一种新剂型。该药做成片剂，服用更方便。

1981年，为满足更多患者的需要，经云南省卫生厅批准，通宣理肺片定点多家企业生产，产量逐年增加。1991年，通宣理肺片由素片包裹上糖衣，制成糖衣片，更加安全卫生。1995年前后，通宣理肺片改为薄膜衣片，服用后的生物利用度更高。2002年，通宣理肺片被列入国家食品药品监督管理局国家药品标准。2015年，通宣理肺片新增载入《中国药典》。通宣理肺片目前是国家基本药物。全国有10多家生产企业，云南有昆中药、云南白药和云南云河3家生产企业。

通宣理肺片的功能与主治为："解表散寒，宣肺止嗽。用于风寒感冒所致的咳嗽，发热恶寒，鼻塞流涕，头痛无汗，肢体酸痛。"它是常用的温化寒痰剂。

中医认为，引起感冒的原因有内因和外因。外因是因感受外邪而发病。外邪之中以风邪为主，在气候反常、冷热失调、人体卫气不固之时，风邪乘虚侵入。因风为六淫之首，常挟时气侵入而致病。因此，感冒在临床上又有风寒、风热、兼湿、挟暑之不同。内因主要指内体虚弱。

"风寒感冒"是指外感风寒，邪气侵入皮毛。因寒为阴邪，其气凝闭，使卫外之阳被郁，故证见恶寒发热、无汗、头痛，甚则四肢酸痛；肺合皮毛，邪气内迫于肺，则使肺气不宣，故出现了咳嗽、痰清稀、鼻塞流清涕、语声重浊、喉痒等肺系症状。风寒在表，故舌苔薄白，脉浮紧。有这些症状时，可使用通宣理肺片，或联合氨酚咖敏片、止咳丸一起使用。

（谢荣保）

善通窍的"痰咳净散"

散剂是指一种或多种药材粉碎后混合而成的粉状制剂。含服是含在口中让药物慢慢融化的一种用药方法。药工把"痰咳净散"制成含服的散剂，让药物直接作用于咽喉或支气管等部位，药力强、奏效快，是救危疗疾的一剂良药。

古代医学家说："散者散也，去急病用之"，意思是说，散剂适合对付危急的疾病。支气管炎、咽炎等引起的咳嗽多痰、气促、气喘，往往来势汹汹，危及生命。医生先要把这些势头压下去，不让它蔓延。含服的散剂，直接作用咽喉，不必经过肠胃吸收，起效迅速，为医生所常用。痰咳净散是快速排痰止咳的代表方。

据《中成药研究》（1981年第2期）杂志介绍：痰咳净散的处方，来源于宋代《小儿卫生总微》的"龙角散"，到现在有800多年的历史。1980年，结合国内药材资源，在不影响疗效的情况下，对原方做了改良。改良后的痰咳净散由冰片、桔梗、远志、苦杏仁、五倍子、甘草和咖啡因7味药组成。其功能与主治为："通窍顺气，止咳，化痰。用于支气管炎、咽炎等引起的咳嗽多痰，气促，气喘。"因其祛痰迅速而闻名。

痰咳净散的冰片，是这首药的主药。冰片是龙脑香科植物龙脑香树脂的加工品，或龙脑香的树干经蒸馏冷却而得的结晶，称"龙脑冰片"，也称"梅片"。现多用松节油、樟脑等，经化学方法合成，称"机制冰片"或"合成龙脑"。因它白莹如冰，故称"冰片"。又由于它形状如龙脑并且贵重，所以叫"龙脑"或"龙脑香"。

从前，冰片多从印度等国进来。西域记说：西方"抹罗短吒"在印度的南边，有一种名叫"羯布罗香"的树，树干如松枝，但叶、花和果都不同于松叶。潮湿的时候，它无香味；干时剖开，中间有香味，状如云母，色如冰雪，这就是龙脑香。宋代以后，国内也发现冰片。宋史记载，宋朝熙宁九年，英州这个地方，有一天突然遇到震雷，整个山上的梓树（龙脑香植物）完全枯死，枯树中流出了龙脑。

冰片的特点是馨香四溢，"通诸窍，散郁火"。通利九窍，发散内火。其气厚，不像麝香那样刺冲。药势走而不守，能生肌止痛。一般作为开窍醒神之品。冰片性偏寒凉，为开凉之物，用于治热病神昏、痰热内闭、暑热猝厥、小儿惊风等热闭。它与桔梗、远志配伍，祛除痰嗽；再用苦杏仁、五倍子和咖啡因收敛止咳，一散一降，共奏通窍顺气、镇咳祛痰之功。

痰咳净散适用于急慢性支气管炎、咽喉炎。其症状是外邪侵袭，肺失宣肃引起咳嗽，痰多而稀，色白或微黄，咽部不适或疼痛，胸闷，伴气促，喘息，舌淡苔白或黄，脉滑。也适用于喘息型支气管炎、肺气肿。其症状为痰浊阻肺，肺失宣肃所致的呼吸困难，喉中痰鸣，甚则张口抬肩，呕吐痰涎，胸脘憋闷，舌淡苔白滑，脉弦滑。

服用时忌烟、酒及辛辣、生冷、油腻食物。本品不宜冲服。糖尿病及脾胃虚寒泄泻者慎服。不宜在服药期间同时服用滋补性中药。建议患者多饮水，饮食宜清淡。

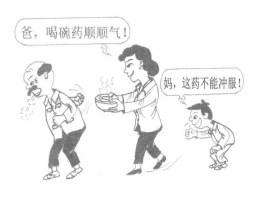

爸，喝碗药顺顺气！

妈，这药不能冲服！

1998年，痰咳净散收载于《中华人民共和国卫生部药品标准》中。目前全国有10多家企业生产。20世纪90年代，云南制药企业开始生产痰咳净散。

近年来，发现痰咳净散还有其他功效。如有的用痰咳净散为介质，推拿小儿胸背穴位，来治疗小儿急性支气管炎；有的治疗外阴瘙痒；有的治疗流感病毒等。此外，还出现了粉雾剂、滴丸等新的剂型。

（钱进）

闻得到的"鼻炎灵片"

闻是鼻子的一项重要功能。如果香臭不分，闻不到气味，说明我们的嗅觉失灵了。嗅觉失灵常常伴有鼻塞、喷嚏等症状，严重时则有呼吸不畅，头痛严重，浓涕异味。

中医"望闻问切"中的闻诊，能辨别病人的声音和气味。病人鼻塞，浓涕异味，医生一听便能分辨：声高有力，声音亢进者，属实热证；声低细微，断续，前重后轻，多属虚证、寒证。气味臭秽者，多属热证；无臭或略有腥臭者，多属寒证。

鼻炎灵片的功能与主治是："透窍消肿，祛风退热。用于慢性鼻窦炎、鼻炎及鼻塞头痛，浊涕臭气，嗅觉失灵等。"鼻炎灵片是适用于实热证鼻塞的一种片剂中成药。

鼻炎灵片是在宋代《三因方》（1174）和《济生方》（1253）苍耳散的基础上配味加减、改革剂型而成。苍耳散由苍耳子、辛夷、香白芷和薄荷叶组成，长于发散解表。鼻炎灵片由苍耳散加黄芩、川贝母、细辛和淡豆豉，燥湿化痰增强，使该药效果更好。

鼻炎灵片的药材，云南较为常见。如苍耳子、辛夷、黄芩、薄荷叶等各地州均有。尤其苍耳子，全省各地生长。苍耳为菊科植物苍耳的茎叶和果实。云南文山称为"粘马头果""白痴头婆"，临沧叫"棉花根"，澜沧又叫"臭药"，曲靖叫"粘连子"。明代兰茂《滇南本草》称为"粘粘果"。香格里拉地区叫"蔟策尔"。苍耳子具有发散风寒、祛风湿、止痛、通鼻窍的作用，是治疗鼻炎的常用药，但切忌生用。鼻炎灵片中的苍耳子是经过严格炮制的，能充分保证疗效。

辛夷，多见于药房之中，但说它的别名"玉兰"，在云南那是家喻户晓。初春时节，那略带紫色的红花，开满枝头，绚丽多姿，令人无比喜爱。屈原《楚辞》有"桂栋兮兰橑，辛夷楣兮药房"的赞颂。这里的"辛夷"，就是玉兰。做药时，为何叫它"辛夷"呢？

相传，古代有一个举人，得了一种怪病，经常鼻流脓涕，腥臭难闻，而且头痛得厉害，求医也不见效。一位朋友劝他：天下这么大，本地治不好，何不到外地求医呢？于是，他来到了云南郡。一天，遇见一位白发老翁，老翁得知他的病情，顺便从自家房前的树上，摘下几朵紫红色的花蕾，叫他拿回去煮鸡蛋吃，说顶多一个月就好了。他服 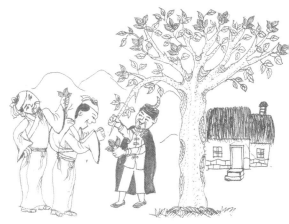 了十多天，鼻不流脓了，头不疼了。后来，他向老翁索取花种带回栽种，自己也成了当地的名医。别人问他："这是何药？"他忘了问老翁。因为是辛年从云南方夷人那里得来的，因此就叫作"辛夷"。

还有人认为，因为它的花苞初生时如荑而味辛，故名。不管怎样，中药学里，辛夷为木兰科植物望春花、玉兰、武当玉兰的干燥花蕾。其性味的确"辛，温"。据《中国药典》（2010年），辛夷具有"散风寒，通鼻窍"的功能，"用于风寒头痛，鼻塞流涕，鼻鼽，鼻渊"。

据杨荃香等人（《中成药研究》1983年第6期）报道，经过临床试用，观察300多例病人使用鼻炎灵片的结果，初步分析，对治疗急慢性鼻窦炎、鼻炎是有效的。鼻炎灵片在体内发挥疗效，从体内刺激、畅通呼吸道，且发挥持久的作用，通则可闻，所以我们形象地说，鼻炎灵片的疗效是可以闻得到的。

目前全国有近20家制药企业生产鼻炎灵片，云南仅一家。云南从1992年开始生产鼻炎灵片，供应市场需要。鼻炎灵片为处方药，须在医生指导下使用。

（金凌）

消肿止痛的百宝丹搽剂

搽剂是指药物用酒精、油或适当溶剂制成的可供揉擦在皮肤上的液体制剂。它是一种外用药物，具有吸收快、使用方便的特点。

百宝丹搽剂是在云南传统名药百宝丹（散剂）基础上，通过剂型改革而制成的一个外用新药。在药盒上，印有红底白字"外"，表示是外用药。

百宝丹与云南白药是姐妹药，均为云南名医曲焕章创制。百宝丹在历史上就名闻天下。抗日战争中，百宝丹为滇军的护身符。1937年7月，日本帝国主义发动侵华战争。同年9月，云南人民派出滇军奔赴抗日前线。曲焕章出于爱国之心，自愿捐赠3万瓶百宝丹给参战将士。1938年3月，滇军参加举世闻名的台儿庄战役。在战斗中，滇军英勇顽强，艰苦奋战。许多将士负了伤，服用百宝丹后又继续冲锋陷阵。百宝丹救死扶伤，挽救了无数重伤员，保存了战斗力，最终给敌人重创。滇军的英勇以及百宝丹的疗效一时传遍全国。喜讯传到昆明，曲焕章兴高采烈，买了30万响鞭炮，连续放了三四个小时，欢庆这一胜利。

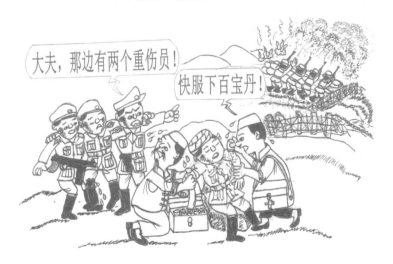

百宝丹多口服使用。每隔4小时服1次或按照医生的遵嘱服用。重伤者，先服保险子1粒，再服药粉。如果是出血之伤，用白酒调服。这种灵活的服用方法疗效较好。

据说，百宝丹旧时也外用，将百宝丹细粉用菜油调均匀后敷于患处，多用来治疗刀伤、枪伤、跌打损伤、关节疼痛等外部疾患。但菜油调敷药物的有效成分溶出较差，透皮吸收和生物利用度低，油腻易污染衣物，滋生细菌，使用不方便。因此，保留百宝丹的成分和功能，将散剂改成搽剂，更适合外用。

1990年起，主管中药师孙永定把百宝丹（散剂）改革为搽剂。他与云南中医学院附属医院的李金昆、文旭等人合作，做了临床药理验证。在该院用百宝丹搽剂治疗102例痹症及伴有骨质增生的患者和软组织损伤的患者。他们采用单盲法试验，病例分配遵循随机的原则。对照组用百宝丹（散剂），治疗组用百宝丹搽剂。结果证明：百宝丹搽剂不仅具有原百宝丹活血化瘀、消肿止痛的功效，而且使用方便，疗效更好。

百宝丹制成液体搽剂，有效成分尽溶在液体中，再加入透皮剂，用聚酯瓶盛装。使用时，拧开瓶盖，用棉签蘸少许药液涂在患处，涂后隔一层塑料薄膜，再用毛巾敷上，热敷5分钟为好。不热敷时，可连续涂擦5分钟。使用时需注意：皮肤破损时禁用；本品不可内服。

在对百宝丹搽剂做了药理研究和毒理研究后，云南省卫生厅组织云南中医学院、云南省人民医院、昆明市中医医院等单位对百宝丹搽剂做了临床试验，取得了满意的效果。经云南省卫生厅批准，百宝丹搽剂于1996年投入生产。

百宝丹搽剂的功能与主治为："散瘀消肿，活血止痛。用于关节炎及软组织损伤引起的局部疼痛。"关节炎的症状常表现为红、肿、热、痛、关节畸形或手脚等肢体麻木沉重，晨僵，屈伸不利，肌肉萎缩等痹症。软组织损伤可包括挫伤、扭伤、慢性劳损、漏肩风、腱鞘炎等。

对这个新药，参加百宝丹搽剂研究的主管中药师孙永定说："百宝丹作为口服用药是以治本为主，而百宝丹搽剂外用于患处则是以治标为主。"他说："这是一个成熟的有价值的新品种。"

百宝丹搽剂为云南特色产品，仅昆中药公司生产。

（张兴元）

百宝丹胶囊的故事

百宝丹，昆明的老辈人并不陌生，多少都听过或用过它。在民间，流传着无数关于它的故事。

百宝丹的创始人是曲焕章先生。他生于1880年，江川县人，民国时期中医伤科著名医家。1902年，曲焕章研制出伤科药物百宝丹。经10多年的临床验证，反复改进配方，百宝丹终告成功。其功效以治刀伤枪伤及跌打为最，凡外伤、疮、疡、痈、疽及妇科、儿科疾病，以此丹为主均能治疗。1916年，云南省政府警察厅卫生所颁发"百宝丹"检验合格证书，允许公开出售。

1922年，曲焕章在昆明南强街开设诊所。次年，滇军出战广西，唐继尧所属的军长吴学显右腿骨被枪弹打断，历经设在昆明的法国医院、惠滇医院和陆军医院诊治，都认为必须截肢，才能保住性命。但吴学显不肯截肢，找曲焕章医治。曲焕章用曲氏白药为他接好伤腿，骨折渐渐愈合，后来行走自如。这事一时风传全滇，成为昆明茶楼、酒馆、街头巷尾议论的

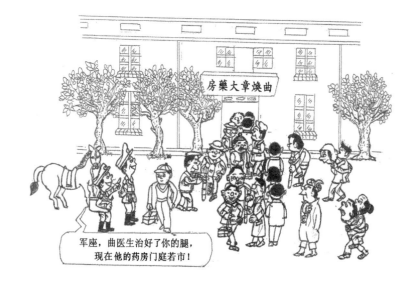

军座，曲医生治好了你的腿，现在他的药房门庭若市！

新闻，再经报社传播、吴学显宣讲，曲焕章名声大振，前来求医的患者络绎不绝，门庭若市。

1931年，曲焕章先生在昆明金碧路建盖"曲焕章大药房"，主要卖两种药：一种名叫"曲焕章万应百宝丹"，另一种是"曲焕章父子百宝丹"。中华人民共和国成立后，曲焕章的后人将这两个处方献给昆明市人民政府。后来，为了便于区别应用，将"曲焕章万应百宝丹"改名为"云南白药"，而"曲焕章父子百宝丹"则继续称"百宝丹"。"曲焕章大药房"原址在昆明金马碧鸡坊附近，如今矗立在金碧广场上的石碑记载着往日的辉煌。

20世纪七八十年代，百宝丹声名远扬，不断有天津、新疆、湖北、河南、山西、甘肃等地的患者来信求购，市场需求较大。为满足患者需要，生产企业成立了百宝丹车间专门生产。1985年，曲焕章之子曲嘉瑞任昆明中药厂厂长，指导百宝丹的生产。

丹，一般是名贵成药的称呼。百宝丹原为瓶装的散剂，有多种剂量的包装。为了方便现代人服用，20世纪90年代经过剂型改革，将散剂改为胶囊剂，制成了"百宝丹胶囊"。它和百宝丹如出一辙，但服用剂量却更准确，携带和吞服非常方便。所以说百宝丹胶囊，既是"百宝丹"的延续，又是"百宝丹"的升华，它是我们现代版的"百宝丹"。

百宝丹胶囊的功能与主治为："散瘀消肿，止血止痛。用于刀枪伤，跌打损伤，月经不调，经痛经闭，慢性胃痛及关节疼痛。"百宝丹胶囊可止血愈伤，活血散瘀，消炎消肿，排毒去脓。主要用于风寒或瘀血阻络引起的关节炎或风湿痛；急性软组织挫伤或长期劳损及骨质增生等引起的红肿疼痛或酸痛、关节屈伸不利；属瘀阻胃络型的慢性胃痛等疾病。

百宝丹胶囊是云南特色产品，目前仅云南白药集团和昆中药两家生产。

（张兴元）

云南红药散的故事

彩云之南，药材是彩色的，中成药更是五彩绚烂，争奇斗艳，如云南白药、云南红药等。云南白药为人熟悉，这里要说的是云南红药。

云南红药是云南创制的止血镇痛消炎药。作为中成药，它被制成粉末状的样子。中医说："散者散也，去急病用之。"云南红药散正是医治血症这一紧急病症的粉末。血的颜色鲜红，故这一方药被称为"云南红药散"。

云南红药散的成分有十味，均为云南所独有的民间中草药。例如，制黄草乌，是指黄草乌经过炮制后的备用品。未炮制的称"黄草乌"或"滇草乌"。昆明、玉溪、曲靖等地称"草乌"或"大草乌"，彝族称"喏毒"。在植物学上，黄草乌是毛茛科乌头属植物，一般用其块根。

彝族古书《挖药炼丹》（1767年抄本），记述了先民对草乌的认识。略比尔的母亲会卜卦看病，不幸得了重病，知母不知父的略比尔决心挖药救母。略比尔向彝族炼丹术的创始人徐玉波的女儿徐玉阿梅讨要良药，徐玉阿梅对略比尔多次考验，使略比尔认识到：草乌有红白、草乌的解药、配伍、晒法、捣制、煎煮、用具等知识。历经磨难后，徐玉阿梅告诉略比尔治母亲的药方。

草乌的知识流传至今。昆明西山区马街一带，每到冬天，彝族村民背着带泥的草乌在街头出售。会用的老年人买一些回去，洗净后，与猪肉炖煮，熬上四五个小时，熬到熟透，中途不加生水，取出时碗筷也不带生水，趁热服用。

20世纪60年代初，旧时杨衡源保龄药室杨润生的二子杨立志，在配方班负责特殊药材的初加工。胆南星、草乌等毒性药材，由傅玉琨、杨立志等老师傅加工，学徒张金玉等跟着学习。一次，杨立志住厂里统一租住在马洒营的集体宿舍，因食物紧缺，不慎吃了未煮熟透的草乌，中毒身亡。刘珍等职工赶到现场，只见木地板上放个脸盆，脸盆上支起药罐，有烧报纸煮草乌的痕迹。

据《云南省志·医药志》记载．昆明市药材公司职工杨润，在中华人民共和国成立前是福林堂的学徒，中华人民共和国成立后在药材加工厂沙朗巷任蜜丸车间主任。1969年11月，响应号召，支援越南社会主义建设，赴越帮助当地医生工作，在指导草乌加工时，不幸中毒牺牲。11月19日，安葬于莱州省，当地群众为他开追悼会，越南总理府授给两枚友谊勋章。11月23日，云南省革命委员会在省委礼堂开追悼会，追认为烈士。

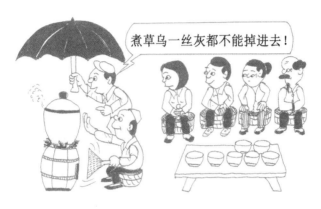

为揭开草乌的奥秘，科技人员深入研究。研究揭示：草乌的毒性与乙酰基含量有极大关系，其毒性因品种、采集时间、炮制、煎煮时间等的不同而不同。尽管有毒，但炮制得法，疗效较好。现代药理学研究表明，滇草乌含有滇乌碱等有效成分，有较强的镇痛、抗炎和解热作用。云南红药散就利用了这一作用。

云南红药散的功能与主治为："止血镇痛，活血散瘀，祛风除湿。用于胃溃疡出血，支气管扩张咯血，功能性子宫出血，月经过多，眼底出血，眼结膜出血，鼻衄，痔疮出血，软组织挫伤，风湿性关节炎，风湿性腰腿痛等。"

2005年4月，经国家食品药品监督管理局批准，昆明制药集团将原生产的云南红药散转移到下属的昆中药公司生产。云南红药散为处方药，须在医生指导下使用。服后一日内，忌食蚕豆、荞、酸冷及鱼类食物。孕妇忌服。血小板减少性紫癜及血液病引起的出血性疾病禁用。

（张兴元）

"风平浪静"有感冒疏风片

有个成语叫风平浪静，说的是自然现象，无风而水平如镜，宁静安然。相反，有风就起波澜，风大，就要波涛汹涌；台风，就要浊浪排空，造成灾难。感冒也是这样，是由于"风"在体内作怪，身体会出现的状况。治感冒就要疏风，寒、热随风疏散，身体自然就无恙了。

这一点，是我国人民在长期和疾病作斗争中总结出来的，所以他们把感冒叫作"伤风"。据说南宋年间，朝廷最高学术机关设有轮流值班制度，每天晚上有一名阁员值班。那时值班员开溜成风，每次开溜都为自己找借口，值班登记簿上均写着"肠肚不安"。有名叫陈鹄的太学士，他开溜时不写"肠肚不安"，标新立异大书"感风"二字。陈鹄认识到感冒是感受风寒、风热引起的外感病。也就在这期间，南宋医学理论家陈无择首次将感冒病区分为外因、内因、不内外因三大类。外因又分为六淫：风、寒、暑、湿、燥、火六种反常气候变化。

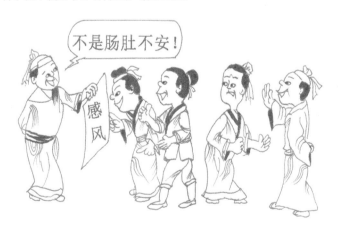

专治"伤风""风寒"的药，东汉末年张仲景常用的是"麻黄汤"和"桂枝汤"。旧时昆明的老药铺多开有这些汤剂，疗效显著。为方便患者，一些药铺把它加入云南地道药材苏叶和防风等药材，制成成药出售，称"苏风丸"。据《云南省志·医药志》编纂材料记载，中华人民共和国成立前，昆明福寿药房、大安集生、德泰药号、济生堂、万寿堂、福林堂、寅生堂、保和堂等90多家药店和制药企业，绝大多数都生产和出售"苏风宣和丸""苏风丸"。表明那时这药已深入人心，普遍使用。最早出现在市场上时是1796年，江西帮刘姓在正义路、长春路开设的利济堂有售，江西帮张姓在正义路南段开设的六和堂也有售。

1954年3月，昆明市卫生局把名医戴丽三献出的 "感冒苏风丸"列入《昆明81种成药配方目录》，作为制剂标准。后改称"感冒疏风丸"，一直是云南省考核的50种重点中成药产品之一。

改革开放以来，为适应现代生活需要，感冒疏风丸的制造企业，在保证原配方的前提下，对工艺和剂型加以创新，除生产原感冒疏风丸这一大蜜丸外，还研制出该药的水蜜丸、颗粒剂和片剂，分别叫感冒疏风丸、感冒疏风颗粒和感冒疏风片，是风寒感冒初期的常用药。

片剂一般是将药材细粉与适宜的辅料混合压制成的圆片状的剂型。因具有生物利用度高、计量准确、质量稳定等特点而广泛适用于现代中药。感冒疏风片属于口服片剂，在胃肠道内崩解而发挥疗效。

感冒疏风片的功能与主治为："辛温解表，宣肺和中。用于风寒感冒，发热咳嗽，头痛怕冷，鼻流清涕，骨节酸痛，四肢疲倦。"

如同传统剂型一样，现代剂型的感冒疏风片，最大的特点是病因抓得准，抓住了攻克病情的主要矛盾。在疏风散寒时，既扶正气，又攻邪气，双管齐下。比如，用麻黄、桂枝、防风、紫苏叶、生姜等疏散风寒，又配用大枣、谷芽等健胃，护卫正气。中医有"感冒疏风片，片片疏风寒"的歌诀。

感冒疏风片于现在用铝塑包装，一板12片，透过塑料薄膜可见棕黄色的药物素片。使用时，往白色铝箔面顶出4片，用开水送服。其味道是苦中带甜，微微酸涩。片片药物，驱散的是寒风冷雨，迎来的是风平浪静。

感冒疏风片于2009年进入国家基本药物目录云南省补充药品目录。2011年被认定为"昆明名牌"产品。目前，感冒疏风片是云南特产中成药，昆中药有生产。它还是国家医保药品和云南省医保药品。

（金凌）

古方新用的感冒疏风颗粒

滇池南岸，晋宁县晋城镇，马进生正在自家的山地里点紫苏子，老马要赶在下雨前下种。"这些年，我出紫苏的种子，请一些熟人去种。"坐落山谷的南山村双龙湾，土地肥沃。40多岁的马进生，做药材生意已经好多年了。"本地主要种蔬菜。紫苏多在偏僻的地方去种，一年一发。"靠种植和收购紫苏叶，马进生成为名副其实的药农，他直接把紫苏叶卖给药品生产厂家。

3个月之后，这种开粉红或紫红色花的植物枝叶茂盛，叶面绿色或紫色，飘着淡淡清香。除去杂质或老梗，切细，干燥，即为常用的发汗药。"云南的紫苏质量好，省外客商都来进货。"马进生说。

这株草本植物，云南各地常用来发汗散寒，宽中理气。西双版纳傣族称它为"般尖""甲阿娘"，遇到产妇发热、感冒头痛、咳嗽，傣族阿妈用紫苏叶一把，煮成汤，或加点苦菜一同煎煮，喝下全身舒服。石林的哈尼族则用它来治疗肺结核。

570多年前，滇池东北部，嵩明县杨林镇，村里一位年轻妇女抱着小儿来找兰茂看病，幼儿喉内有痰，声如扯锯子一样，呼噜呼噜，厉害时更是吼喘不停。兰茂平时喜爱收集民间医药经验，这次，他结合自己的钻研，制出"苏子散"给幼儿服用。用苏子一两，巴豆五钱（去皮炒），杏仁五钱（去尖炒），共研为末，用白开水送下，"用此方良效"，兰茂用紫苏的这一医案记载在明正统元年（1436）他著的《滇南本草》之中，也用于老年人久咳嗽吼喘。

470年后，1910年，大理凤仪人杨兴周在南门正街（今正义路）租赁清真寺房产铺面，开设"大安堂"，经营汤药丸散。他制售的伤寒门的多种中成药，均使用紫苏叶，如苏风宣和丸、疏风保童丸、疏风双解丸等。因地制宜，就地取材是昆明历史上许多药店共同的经营法则。福林堂等著名中药店也是这样。

1954年，昆明市人民政府卫生局从各药铺生产的数百种药品中，筛选出八十一种成药配方，印行《昆明81种成药配方目录》，作为同业制剂之标准。审查时，名医戴丽三将家传验方"感冒苏风丸"献出，列入伤寒门，药名中的"苏"突出了紫苏叶的作用。旧社会，家传方是不外传的。中华人民共和国成立后，党和政府高度重视中医工作，戴丽三无比感动，慷慨地献出了秘方，造福于人民健康。后来，在地方标准升为国家标准时，药名改为"感冒疏风丸（颗粒）"。

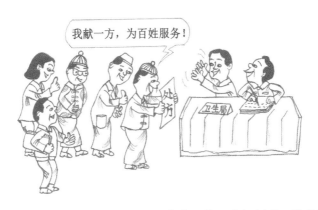

颗粒剂是20世纪80年代开始在云南应用的一种新剂型，指药材的提取物与适宜的辅料或药材细粉制成的干燥颗粒状制剂。原称冲剂，具有吸收快、作用迅速、质量稳定、方便携带和服用等特点。感冒疏风颗粒的生产，使用了"包合技术"和喷雾干燥制粒技术，锁住了紫苏叶、麻黄等药材的挥发油，使其有效成分得以利用。目前，还开发出无糖型的感冒疏风颗粒，适合忌糖患者和肥胖患者使用。

感冒疏风颗粒源于汉代张仲景《伤寒论》的"麻黄汤"和"桂枝汤"两首经方，融入明代兰茂"苏子散"的用法，传承近代名医戴丽三的家传验方，活用云南地道药材紫苏叶、桔梗等药材。感冒疏风颗粒（片、丸）汇集三代名医精华，古方新用，因地制宜，继承中有创新，是云南宝贵的非物质文化遗产产品。

感冒疏风颗粒的功能和主治是："辛温解表，宣肺和中。用于风寒感冒，发热咳嗽，头痛怕冷，鼻流清涕，骨节酸痛，四肢疲倦。"

（孙蓉）

一冲即服的枇杷止咳颗粒

昆明东郊的昙华寺内，有一个兰茂园，园内有一株枇杷树，被称为奇树。奇在它一年会开两次花，结两次果，而一般的枇杷树一年仅开一次花。2013年早春，我拜谒了兰茂园，探索了其中的奥秘。

宽阔的园子，如同寻常百姓的院落，特别吸引我注意的是，在塑像右前方，有一组石像，高不过一米，正中长方形平面上刻着《滇南本草》四字，右下角刻着硕大的几个枇杷果和枇杷叶，惟妙惟肖。奇怪，《滇南本草》中三四百种药材，为何就只刻一枝枇杷呢？正在纳闷，园子中间矗立着一根树桩非常刺眼，树桩一人多高，桩头漆黑，水桶般粗的树杆，树龄可想而知。一个管理员说，的确，这不是一般的树。

兰茂20岁时，他的母亲患病，咳嗽厉害。为治好母亲的病，他放弃仕途，潜心学医，采集药物。一天，两个老农告诉他，枇杷叶水煮后可以治疗老年咳嗽。兰茂照老农的话，煮了给母亲喝，母亲渐渐好了起来。后来，兰茂从嵩明杨林到滇池周边采药，住在昙华寺。为观察研究，它把西山、蛇山、近华浦等地采来的药材栽在寺内，枇杷树就是那时栽的。传说那两个老农是铁拐李和张果老两位仙人，他们看到兰茂"留心此枝三十余

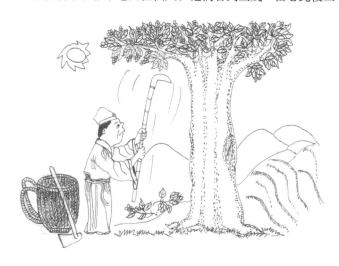

载"，痴心不改，对枇杷运用纯熟，手到病除，把枇杷的叶、子和果都用上，为给兰茂更多的枇杷果实，两位仙人把兰茂栽的这棵树点化了，从此，便能一年开两季花，结两季果。据中国农业科学院郑州果树研究所的农科专家崔致学介绍，这可能与这棵树本身、气候条件和土壤等营养物质有关，并且第二次的花和果也要小得多，或几乎不结果。

兰茂的《滇南本草》全面记述了他对枇杷叶的研究和应用。"枇杷叶，味苦辛，性寒。入肺。止咳嗽，止喘促，消痰。久咳喉中如曳锯之声，肺有顽痰结在肺中，痰丝随风气升降，故有吼喘之声。枇杷叶入肺，能斩断顽痰丝。消散吼喘，气促定止。"观察之仔细，分析之透彻，没有出其右者。他还详载枇杷叶的单方和复方："单方，枇杷叶煨吃，治疗咳嗽即效。""复方，枇杷叶配伍川贝母、巴豆、杏仁和陈皮，共研为末，治吼喘，咳嗽，喉中有痰声"。

这一宝贵的临床经验，被后人发扬光大。清朝末期，在昆明开设的药铺，以《滇南本草》为药典，创制了不少成药。如大成堂的初咳止嗽丸、振寰药房的止咳保肺浆、李绍贤制售的小儿咳嗽糖浆、小儿止咳糖粉等，都使用了枇杷叶作为原料。

中华人民共和国成立后，制药技术又得到提高，在糖浆的基础上，人们把枇杷叶做成冲剂，一冲即化，使用方便。1978年，以枇杷叶为主要原料的"治咳枇杷露冲剂"载入《云南省药品标准》之中。1992年，经过完善后，以"枇杷止咳冲剂"之名载入国家卫生部药品标准，云南省的产量不断提高。后将冲剂统一称"颗粒剂"，定名为"枇杷止咳颗粒"。另外，"止咳枇杷糖浆"仍受老百姓喜爱。

枇杷止咳颗粒的功能与主治为："止咳、化痰。用于咳嗽及支气管炎咳嗽。" 枇杷止咳颗粒为复合膜包装。使用时，取出药袋，每次1袋，一日3次，用开水冲服。

枇杷止咳颗粒目前全国有16家企业生产，云南有昆中药和云南腾药两家生产。该药是柜台药（OTC），患者可到药店选用。儿童、孕妇及哺乳妇女禁用；糖尿病患者禁服。服药时，忌烟、酒及辛辣、生冷、油腻食物。有支气管扩张、肺心病等的咳嗽时应去医院就诊。

（杨祝庆）

杨衡源名牌补中益气丸

2010年《中国药典》新版发行，补中益气丸的主治与功能，在2005年版的基础上，新增了四项病症：泄泻、脱肛、阴挺和子宫脱垂。表述为："补中益气，升阳举陷。用于脾胃虚弱、中气下陷所致的泄泻、脱肛、阴挺，症见体倦乏力、食少腹胀、便溏久泻、肛门下坠或脱肛、子宫下垂。"老昆明人知道，新增的前两项病症，云南早已发现、认识和运用到了。

1974年版的《云南省药品标准》对补中益气丸的功能与主治审定为："补中益气，升清降浊。用于身体虚弱，中气不足，小腹下坠，表虚伤风，脱肛下血，久泻久痢。"其中，脱肛、泄泻已是主治的病症。这一规定，一直沿用到20世纪八九十年代。如云南省卫生厅核发的药品生产批复〔批准文号：滇卫药准字（81）3-021〕，对补中益气丸，标示了这些治症。

中华人民共和国成立初期，云南生产的补中益气丸，就明确脱肛下血的作用。1954年，《昆明81种成药配方目录》里，对补中益气丸的主治记为："胃酸不足，身弱感冒，久疟不愈，体须虚发热，脱肛下血等症。"确切提及"脱肛下血"。

补中益气丸，早在清朝云南就已广泛使用。20世纪七八十年代的药盒，在补中益气丸之前，有一排醒目的字："杨衡源名牌产品。"这七个字道出了它的来历。

杨衡源是人名吗？据《云南省志·医药志》记载，它不是人名，杨衡源是清朝昆明老药铺的名称，全称为"杨衡源药室"，是昆明人杨鉴衡和杨平山兄弟两人于清朝光绪十二年（1886）创建的。杨衡源药室制售的各种丸散成药多达一百一十六种，常用的如固精保肾丸、十全大补丸、归脾丸、理中丸、益气丸等。清末，杨衡源药室制售的药丸畅销省内外乃至东南亚一带，在民间颇享盛名。"逢年过节，昆明远近郊的农民尤其爱到该店买上几盒滋补药，或孝敬老人，或赠送亲友，既体面又实惠，竟自相沿习。"据昆明市档案馆档案，民国十年（1921）三月"杨衡源保龄药室"由杨鉴衡的儿子杨润生接手经营；杨润生的弟弟杨卓三经营"杨衡源瀛仙药室"。两家药室的生意火红，为药业大户。中华人民共和国成立后，公私合营，两家药室都并入药材加工厂。

今年（2014年）5月，我访问老药工赵桂英。78岁的赵嬢说："中华人民共和国成立前，我在保和堂做工，店在正义路边。隔着一条街，店的对面就是杨衡源保龄药室。杨衡源专做蜜丸，保和堂主要是卖山货，丸药也做。"提到补中益气丸，赵嬢说："参芪术草，柴陈归升"一口气背出来。口诀说的是组成它的八味药材。读者朋友，也许你已知道这八味药材了吧？

清代补中益气丸多制成大蜜丸。民国时期，昆明药铺又将它改成水丸。水丸，又称水叠丸，因丸粒小，含量大，易崩解，吸收快，深受病家青睐。福林堂老药工杨德生是水叠行家。他严格遵循古训制药，"用生姜大枣煎汤泛丸"，叠出的水丸圆润光滑，为医家所尊崇。水丸制作技艺，代代相传，如今仍然是中医药非物质文化遗产的代表性技艺之一。

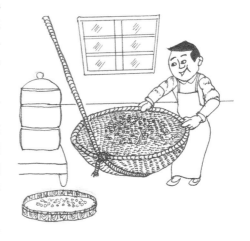

对补中益气丸，现代有新的发现，除云南久用于泄泻和脱肛等症外，还用于内脏下垂、重症肌无力、乳糜尿、慢性肝炎等；妇科之子宫脱垂、妊娠及产后癃闭、胎动不安、月经过多；眼科之眼睑下垂、麻痹性斜视等属脾胃气虚或中气下陷者。这些已写进2010年版《方剂学》教材。勤劳诚实的云南人，以自己的探索和智慧，为祖国中医药增添了内涵。

（杨祝庆）

生意唯新的金匮肾气丸

肾气丸是东汉著名医学家张仲景创制的，使用至今已有1800多年。肾气丸的问世，不仅开创了治疗肾虚证的先河，而且将辨证施治的原则应用到补阳药中，为补阳药的立方开辟了奇径。

东汉末年，汉献帝刘协龙体欠安。这天，汉献帝还没上朝就面色苍白，头晕目眩。坐在龙椅上口干舌燥，胸闷气短。草草朝议后，咳嗽不止，昏昏欲睡。太监招来太医吉平，献上滋阴补髓之品。数日，症状改变不大。无奈，

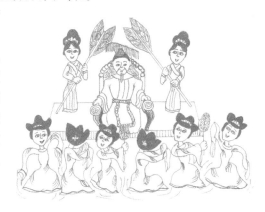

伏皇后推荐长沙太守张仲景前来诊断。张仲景断为肾阳不足证，拟肾气丸治之。不料，太医在监药时，看到附子，认为其有大毒，有谋害皇上之嫌，欲加害张仲景。张仲景迅速避难到岭南。建安十五年，张仲景完成《伤寒杂病论》。书中，他两次提到肾气丸，说："男子消渴，小便反多，以饮一斗，小便一斗，肾气丸主之"；"虚劳腰痛，少腹拘急，小便不利者，八味肾气丸主之"。

张仲景的立方有玄妙之处，玄关在于附子和桂枝。一般人会"虚者补之"，即阴虚补阴、阳虚补阳，但难免流于庸俗。"善补阳者，必于阴中求阳，则阳得阴助，而生化无穷"（张景岳《类经》卷14）。张仲景本着"阴阳互根"的古训，以"阴中求阳"，辨证施治，成为补阳圣手。肾阳虚一般得病较久，多由肾阴虚发展而来，若单补阳而不顾阴，则阳无以附，生气难以复苏。方中附子大辛大热，为温阳药之主帅；桂枝辛甘而温，乃温通阳气的要药。两药均为阳药，各30克，药少量轻，并非峻补元

阳，而在于微微生火，鼓舞肾气，如"灶底加薪，枯笼蒸溽，槁禾得雨，生意唯新"（吴昆《医方考》卷之四）。阳药再配于阴药。阴药干地黄240克，山茱萸和山药各120克，药多量重，起到滋阴补肾的作用。阳药得阴药之柔润则温而不燥，阴药得阳药之温通则滋而不腻，阴阳两药，相反相成，相得益彰。

云南医家把张仲景"阴中求阳"的辨证治法发挥得淋漓尽致。吴佩衡，云南近代四大名医之一，懂附子，医术高，着手成春。1943年，昆明市市长的独子患伤寒重症，数名西医会诊，断为肠伤寒，输血挽救，但病情不减反而加重。走投无路时，一西医引荐吴佩衡诊治，但见孩子久病之身，已不发热，腹中鼓胀，呻吟不止，大便已七八日不通，卧床身不能转侧。吴佩衡断为少阴之脏寒证，投以附子为主的通脉四逆汤加吴茱萸、肉桂。服后，上吐下泻，手足转暖。第二天再诊，继续给以大剂量附子组成的扶阳剂。小孩服后大便数次，舌质转红，腹胀已减六七分。第三天诊视时，大关已过，然而久病阳亏，阴邪尚未净除，吴佩衡仍以大剂量附子组成的"大回阳饮"，温化上焦寒湿，温散下焦阴寒。服药后，小孩得阳气，胃肠蠕动，有食欲；大便由酱色转黄色，阴霾溃退。又10多天调养，小孩恢复如常。

金匮肾气丸是在肾气丸的基础上加牛膝和车前子两味，治疗较重的肾虚——虚（肾虚）实（水湿）挟杂证——肾虚水肿，症见腰膝酸软，小便不利，畏寒肢冷。因该方源于张仲景《金匮要略》而得名。金匮肾气丸尊重张仲景"阴中求阳"的法则，保留了附子和桂枝阳药，对回阳救逆有四两拨千斤的作用。

云南使用金匮肾气丸历史悠久。据档案文献，清朝昆明的老药铺，如杨大安堂、福林堂、寅生堂、仁寿堂等药铺，均制售过金匮肾气丸。如今，云南几家老药厂，如昆中药、腾冲制药和腾冲东方红公司，还在生产供应。2009年，金匮肾气丸被列入国家基本药物，医圣张仲景苦心孤诣的药物终于能够造福更多人。

（杨祝庆）

癫痫宁片诞生记

2013年1月，昆明市人民政府发出公告，癫痫宁片继2009年获得"昆明名牌"产品后再次荣获这一称号，受到患者的欢迎。作为全国独家产品，癫痫宁片诞生在云南实属不易，它经历了从萌芽、破土到发展的漫长历史。

癫痫，云南民间习惯称作"扯羊儿疯""发羊癫疯""老母猪疯"等。虽然叫法不一，但都有一些共同特征，就是突然昏倒，不省人事，四肢抽搐，喉中痰鸣，口吐涎沫，两眼上翻，每次发作持续1~3分钟。成人得病称癫，小孩得病称痫。病情程度视个体差异有小发作和大发作等轻重之分。

云南治疗幼儿痫病，可以追溯到古代彝族巫师"撵鬼"的法事中。传说有一天，东爨乌蛮的一个山村里，一女孩突然抽风。师娘立即带上神药符咒，赶往小孩家撵鬼。口里念着咒语的师娘，一口药水喷到孩子脸上，孩子苏醒过来。

巫师的神药是什么呢？秘不外传。外人叫它"鬼见愁"。明朝初期，医药学家兰茂揭示，"鬼见愁"就是马蹄香。在《滇南本草》里，他说："马蹄香，一名鬼见愁，形似小牛舌，叶根黑，采枝叶入药。味苦，性

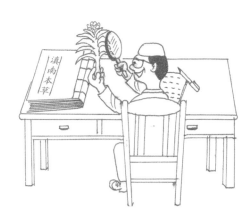

寒，主治妇人午后潮热，阴虚火动、头眩发晕，虚劳可疗。晒干烧烟，可避邪物。"兰茂首次以"马蹄香"之名将这味药材载入书中。

1973年，云南省中医学院王大观把彝族药马蹄香与《普济方》菖蒲丸相结合，配伍汤剂，治疗癫痫。癫痫得病迅速，汤剂使用不便。王大观想，能做成片剂，该多好啊！全国科学大会的召开，点燃了他的夙愿，他邀约邹莲芳、朱汉松、孔繁祥等人，自发组成"癫痫宁科研协作组"，在市中医院开设癫痫门诊。他们反复筛选，确定了马蹄香、石菖蒲等药材组成的处方，命名为"癫痫宁"。随后，委托昆明市中药厂加工成糖衣片，供临床验证使用。经过5年5家医院的1200例病人验证，癫痫宁片对癫痫疗效显著。1985年3月，癫痫宁片通过由云南省卫生厅和云南省医药总公司组织的技术鉴定，批准生产。后来，癫痫宁片标准收入国家药品标准，并列为国家中药保护品种。

为了对癫痫宁片治疗癫痫做临床疗效和安全性再评价，云南生产企业与北京、内蒙古等地协作，2007年起实施"癫痫宁片治疗癫痫的多中心随机双盲法临床试验"。甄瑾等人的试验结果表明："癫痫宁片添加（在1种抗癫痫西药里）治疗癫痫明显优于单纯西药治疗，尤其严重程度明显减轻、发作频率减少、伴随症状明显好转，且无明显的毒副作用。采用中西医结合的综合疗法，能够提高癫痫治疗的临床疗效。"这批试验为癫痫宁片的疗效和安全性提供了科学证据。

问世近30年，癫痫宁片受到成千上万个患者的青睐。

（杨祝庆）

七宝美髯颗粒的故事

2016年1月开始实施的全面放开"二胎"政策，几家欢乐几家愁。能生的欢呼雀跃，难生的愁眉苦脸。难生、不孕不育困扰着许多青年。中医药对此有什么招术吗？

用七宝美髯颗粒（或丹）治疗男性不育症的时有报道。如大连铁路医院中医科的张景孝选用七宝美髯丹加味治疗男性不育症35例，取得一定疗效。临床经验发表在《辽宁中医杂志》1987年第2期上。又如，据浙江大学的李进等人在2000年第3期《浙江中西医结合杂志》上报道，浙江省中医院以七宝美髯颗粒丹加味治疗不育症也取得较好疗效。当然，造成男性不育的因素很多，七宝美髯颗粒（或丹）对于"肝肾不足"型较为有效，治疗中应善于与其他手段相结合。

笔者在整理文献时看到，七宝美髯颗粒最初就是针对不育而创制的。这一史料记载在《本草纲目》中。明代著名医学家李时珍在《本草纲目》中写道："明嘉靖初，邵元节真人，以七宝美髯丹方上进，世宗肃皇帝服饵，有效，连生皇嗣。于是何首乌之方，天下大行矣。"40多个字记录了一段医案。

明朝世宗肃皇帝，本名朱厚熜（cōng）（1507—1567），享年60岁。在位时间为1521—1566年，共45年。朱厚熜北抚鞑靼（古代对北方游牧民族的称呼），东剿倭寇；申古礼，正先师。文治武功均有建树。朱厚熜是明朝有作为且较长寿的皇帝。在位年号为"嘉靖"，又称"嘉靖皇帝"。

嘉靖皇帝衣食无忧，但他青年时却被一大问题困扰着，就是难有子嗣。他14岁登基，到24岁时仍未见皇子出生。这在封建皇族看来，事关江山社稷。于是，嘉靖皇帝颁下圣旨，重金寻求得子良方。

一个姓邵的名为元节的方士，向朝廷献上一方。御医根据药方制成七宝美髯丹。这一药方为嘉靖皇帝解除了"子嗣之忧"。此后，嘉靖皇帝共育8子5女。

朱厚熜服七宝美髯丹的事，传至民间，为医家所接受。几乎同时代

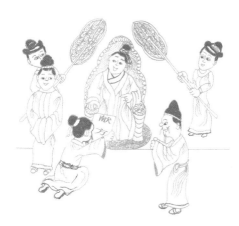

的李时珍（1518—1593）将"七宝美髯丹"事迹最早记载在《本草纲目》之中。清代医家汪昂将七宝美髯丹和嘉靖皇帝的故事收载《医方集解》一书，流传至今。

20世纪90年代，该药由丹剂改为冲剂，称"七宝美髯冲剂"。后来，又改为颗粒剂，称"七宝美髯颗粒"。进入21世纪，七宝美髯颗粒药品标准收载于《中华人民共和国药典》之中。目前，全国生产"七宝美髯颗粒"的企业共有18家，北京、广州、昆明等地均有生产。

"七宝"指组成该方的七味药。"髯"古代指男子的须发。"美髯"是令须发美好的意思。中医认为，发为血之余。肝肾血虚，则诸病丛生。七宝美髯颗粒的功能为"滋补肝肾"；主治为"用于肝肾不足，须发早白，遗精早泄，头眩耳鸣，腰痠背痛"。从方名看，这是个令人须发美好的方子，但它的实际功效远不止于此。在古代和现代，不断发现了它的新功效。

近年来，尚有七宝美髯颗粒治疗女性不孕的报道。河南南阳理工学院张仲景国医学院的张晓芬和张慧珍，在《中国实验方剂学杂志》2011年第17期上报道：用七宝美髯颗粒加减方治疗肾虚排卵障碍性不孕，提高了妊娠成功率。

精血足则须发美，精血足则生育强。看来，遮挡明月之霾也是可以驱散的。

（杨祝庆）

补肾阴经典方：六味地黄丸

经典是指圣贤留下的著作。例如，唐代史学家刘知几在《史通·叙事》中说："自圣贤述作，是曰经典。"经典方是指出自医药先贤著作的方剂。六味地黄丸就是这样在我国经久不衰的经典方。它出自宋代著名儿科医生钱乙的《小儿药证直诀》一书，到现在，已有900多年的历史。

这首经典方，问世之时，曾被许多人讥笑为"土方"。那是钱乙创制它的1079年。这年，钱乙被召到汴京（今河南开封），用这首方子治好了太子的病，受到了皇帝的重用和赏赐，一时他誉满京城。良好的声誉惹得长期在太医院靠父辈吃饭的"医二代"眼红，他们千方百计排挤钱乙。有人说："钱乙治好太子的病，不过是巧合罢了。"有人说："钱乙只会用土方，怕对医经懂得不多？"有一天，一个"医二代"带了几味《本草》中没有的药材，问钱乙的出处、名字和用法，试探钱乙的虚实。钱乙一一说出，"摸底"的人灰溜溜地逃走了。一波未平一波又起。还有个大夫细看六味地黄丸的组成，似乎发现了破绽，便去找钱乙，想出他的洋相。大夫略带讽刺地问："钱太医，按张仲景《金匮要略》八味地黄丸，有地黄、山药、山茱萸、茯苓、泽泻、丹皮、附子和肉桂。你这方子好像少了两味药，大概是遗忘了吧？"钱乙笑了笑："没忘。张仲景这个方子是给大人用的。小孩属纯阳之体，自当减去附子和肉桂等益火之药。这六味丸，可免得孩子吃了过于温热药而流鼻血，你看对吗？"这位大夫听了，连声说道："佩服，佩服！钱太医用药灵活，巧于变通，真是服你了。"后来，钱乙的徒弟阎孝忠把这件事记载在《小儿药证直诀》一书中。王义祁、胡顺强主编的《中药方剂精要》也收载了这个故事。

钱乙把八味地黄丸去掉两味，变成六味地黄丸，最初是用来治疗小儿先天不足、发育迟缓等病症的。后来，它多用来补肾阴虚。明代中医有一派非常推崇"肾"的作用，认为肾是人的"先天之本"，一时间，很多名医倡导补肾，比如明代名医薛己最善补肾，他就主张，肾阴虚用六味地黄丸，肾阳虚用八味地黄丸。薛己的实践为许多后世医家认可，他们倡导的补肾观点对后世的影响非常大。

清代，六味地黄丸就已在昆明的多家药店制售。例如，清光绪十八年（1892）设于昆明四牌坊附近的寅生堂就出售六味地黄丸。该店民国三年（1914）翻印的《寅生堂药目》已收载了六味地黄丸，《寅生堂药目》现由云南中医学院赵荣华教授收藏。1954年，六味地黄丸收载于昆明市人民政府卫生局审查的《昆明81种成药配方目录》补益门中。1974年，六味地黄丸收载于《云南省药品标准》中，后收载于《中国药典》各个版本中。由于六味地黄丸滋阴补肾作用明显，查阅到有记载的100多年来，昆明市场上就一直生产和流通六味地黄丸，从未间断。

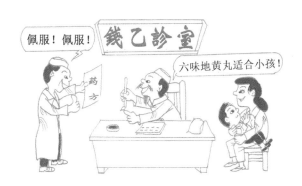

六味地黄丸，是补肾名方。但使用时也需认清主因、主脏和主证。正如著名中医学家秦伯未所说："六味地黄丸主要是治肾阴亏损引起的瘦弱腰痛等症。……假如认为阴虚证都能通治，对所有阴虚证都用六味地黄丸，肯定是疗效不高的。"它的功能和主治是："滋阴补肾。用于肾阴亏损，头晕耳鸣，腰膝酸软，骨蒸潮热，盗汗遗精，消渴。"

现代药理研究表明：六味地黄丸具有增强免疫功能、降血压、抗肿瘤、增加机体非特异抵抗力等作用。

自问世以来，人们对它不断有新的发现。历久弥新，这或许就是经典方的魅力吧！

（谢民秀）

云南特产：天麻祛风补片

　　说起风湿，人们都难以忍受。在云南，有一种缓解风湿的中成药，那就是天麻祛风补片。天麻祛风补片主要由云南地道药材天麻和当归、附片等药组成。据《中国药典》所载，天麻祛风补片有"温肾养肝，祛风止痛"的功效，"用于肝肾亏损、风湿入络所致的痹病，症见头晕耳鸣、关节疼痛、腰膝酸软、畏寒肢冷、手足麻木"。

　　"痹"是什么病？"痹"是中医术语，来自古代医籍《内经》，内容广泛。这里暂不深究，有个成语"麻痹大意"就出自这里。痹，大意为麻木不仁。上文"症见"之后的一句就是它的表现。从头到脚，都有涉及。日常生活中，由于寒湿阻络及肝肾亏损而使风湿入经所导致的痹症，还有一些。例如，肢体关节冷痛沉重，全身或局部肌肉纤维组织风湿；局部关节轻度肿胀，活动时关节常有咔嚓声或摩擦声。严重者可见肌肉萎缩，关节畸形，腰弯背驼等。有的X线摄片检查显示为骨质疏松，关节面不规则，关节间隙狭窄，软骨下骨硬化，以及边缘唇样改变，骨赘形成。

　　天麻天麻，老天生来对付麻木的药物。天生治麻木的药，有一个传说。很古很古的时候，荆山深处有一个部落，突然流行起一种奇怪的病。得病的人，头痛得像要裂开似的，严重的手脚抽筋，半身麻木。占卜驱鬼，但效果不佳。部落首领听说五道峡一个巫医会治它，前去求医。翻了九十九座山，过了九十九条河，都未到五道峡。在一片树林里，碰到一位

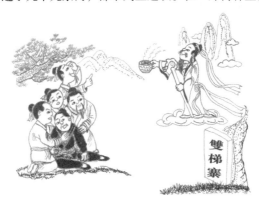

砍柴老汉，上前一问，老汉说，巫医去了双梯寨，让首领到那儿去找。赶到双梯寨，头晕目眩，首领一头栽倒，不省人事。醒来一看，原来是那老汉。老汉说，你们的病，要用这碗药来治！首领叩谢，抬头时老汉已不见踪影。首领把药带回部落，治好了男女老少。从此，这种老天派巫医送来治麻痹的药，叫"天麻"。

云南使用天麻的历史悠久。民间多用来炖鸡食。这些传统知识相传至今。昭通小草坝天麻色泽乳黄、饱满丰盈，品质优良，天麻素平均含量达1.13%，居全国之首，药用价值极高。彝良天麻入选云南"十大名药材"，是云南省重要的特色药材。目前，云南已成为天麻的主产地。

用天麻来做成药，见于宋金时代。如元代编辑宋金元三朝御药院的《御药院方》（1267）天麻川芎丸，元代朱震亨《丹溪心法》（1481）卷一天麻丸等。

云南制售以天麻为药材的成药见于清代。如清朝咸丰丁巳年（1857）创立的福林堂制售"天麻丸"。天麻祛风补片源于元代朱震亨《丹溪心法》天麻丸（张介宾《景岳全书》易老天麻丸与之相同），由原方加减（减箪蓣加肉桂和茯苓）而得，旧时就很驰名。

中华人民共和国成立后，1954年3月，昆明市人民政府卫生局审查合格的《昆明81种成药配方目录》记载了"天麻丸"。1974年开始采用天麻丸的处方改剂型，试制成天麻片；同年，天麻片的标准载入《云南省药品标准》。1975年12月为外贸出口需要，改称天麻祛风补片。地方标准升国家标准时，1993年经云南省卫生厅审查并上报国家卫生部，天麻祛风补片载入卫生部部颁标准。2010年，天麻祛风补片载入《中国药典》。2013年，天麻祛风补片被昆明市人民政府认定为"昆明名牌"产品。目前，天麻祛风补片是云南特产药。

云南省中医医院陈艳林、彭江云等人，对天麻祛风补片治疗骨关节炎做过试验，观察75例，研究结果表明："天麻祛风补片治疗骨关节炎疗效较好"。

蓝天白云下，能健步穿梭于乡间小路，享受美好的生活，这是人生一大乐趣。远离风湿，人会更有活力！

（李淑红）

肚子安定"宝宝乐"

孩儿涕哭不止，哄不乖，年轻妈妈常常摸不着头脑，特别是还不会说话的婴幼儿，更是不知如何是好。有经验的奶奶外婆们，会告诉妈妈说，看看他的便便是稀是干。如果稀，稀得像麦芽做出的糖稀，或者像稀泥巴一样，是孩子肚子不舒服了，要去找医生。

医生把这种症状称为"便溏"。这是婴幼儿常见病。中医治疗这种疾病，除了汤剂外，还有中成药，服用方便。"宝宝乐"就是这样治疗小孩脾胃虚寒引起的食少便溏的常用药。肚子安定则宝宝欢乐，这一成药取其效果为药名，很有针对性。

儿科医生治疗便溏，代代有传人。云南名医李继昌就是行家。在《李继昌医案》里，我们看到一例典型的医案。1951年6月的一天，一名妈妈带着1岁零3个月的男孩，来到诊室。妈妈说，孩子大便时常糖稀，有时还带白沫。这两天多喂了点稀饭，拉起肚子来，还带血丝、黏涎，一天拉10多次，睡不着，哭得厉害。李医生看到孩子脸色干黄，手指纹理青色，断定为肝旺脾虚。治疗的方法是"健脾抑水，消食行滞"，开的方子是"宗雷少逸培中泻木法，化裁治之"。服用两剂后，泻痢全止。

雷少逸，何许人也？雷少逸，就是雷丰，清代著名的温病学家。福建浦城人，后随父迁徙浙江龙游和衢州。所撰《时病论》对泄泻痢疾等病症自拟了多种方法。"培中泻木法"就是其中一种。

宝宝乐取自雷少逸《时病论》卷三"培中泻木法"方和《丹溪心法》卷二山楂曲术丸两方。方中保留了"培中泻木法"所制方剂中的白芍；又保留了山楂术曲丸中的主药山楂、神曲、白芍和白术（黄芪代白术补气，去黄芩和黄连），加麦芽、桂枝、大枣和干姜。

宝宝乐组方，重用白芍，为君药，"以其泻木而益土"（《时病论》），既平抑肝阳，又兼止痛。然而，"气为血之帅"，芍药养血和营，须以黄芪补脾益气，为臣药。山楂、神曲和麦芽"不但能消水谷，而且能治泻利"，同为佐药。《黄帝内经》云："胃中寒则腹胀，肠中寒则

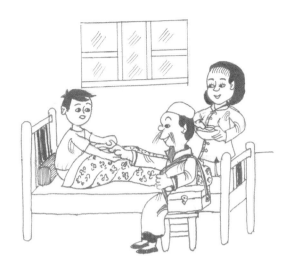

飧泄。"所以用桂枝、大枣和干姜来温中散寒。全方平肝健脾，缓急止痛，化食消积。主治是："用于脾胃虚寒，脘腹隐痛，喜温喜按，胃纳不香，食少便溏。"

宝宝乐，目前全国共有约20家制药企业生产。云南有昆中药公司和龙发制药公司生产。昆明生产的宝宝乐，于1996年5月批准生产时，名称为"宝宝乐（冲剂）"，标准收载于《卫生部药品标准》中药成方制剂第七册。现改为颗粒剂，服用时用开水冲服。

宝宝乐（颗粒剂）属于柜台药（非处方药），药盒上标有红色的"OTC"字样，是不需医生处方，消费者可自行判断、购买和使用的药物。本药可作为小儿脾胃虚弱，不思饮食，食少便溏等症的常备药物。宝宝乐，则全家乐。

（张兴元）

风热咳嗽可服桑菊感冒片

俗话说："朋友不在多少，知己就好；年龄不在多老，健康就好；药价不在多俏，选对就好。"您选对了吗？炎热的夏季，家中备了桑菊感冒片吗？桑菊感冒片是常用的解表药，具有"疏风清热，宣肺止咳"的功能，可以有效治疗"风热感冒初期，头痛，咳嗽、口干、咽痛"等症状。

桑菊感冒片处方出自清代名医吴鞠通的名方"桑菊饮"。本方由桑叶、菊花、薄荷、杏仁等八味配伍组成，为治疗风热犯肺之咳嗽证的常用方剂。吴鞠通在《瘟病条辨》里说："太阴病，但咳，身不甚热，微渴者，辛凉轻剂桑菊饮主之。"用白话讲，就是说，太阴温病，是温邪侵犯肺经，热伤肺络，所以发生咳嗽。如果身上发热不高，口渴轻微，这是内热不重，病情较轻。用辛凉轻剂桑菊饮方可治疗它。

后世医生和百姓常用这个方子治病。记得小时候，夏天因贪玩经常不顾日晒高温，在外面和小伙伴玩得不亦乐乎，回到家总是一头一脸的汗，洗个冷水脸顿觉凉快不少，这样一来，总是难免感冒。每到这时，母亲便开来个桑菊饮方子的药煨给我吃。闻着药罐里飘出的药香味，透着桑叶淡淡的草香和薄荷、菊花特有的清香，感冒仿佛也好了大半。

这些花草知识来源于民间生活。云南彝族古书《寻药找药经》记载，有一年，族里的首领带着毕摩去找"不病不死药"，来到村里，村民说要用"九黑牛为礼"才能换取。问这些药是怎么来的，村民回答："因为羊儿病，急忙找药草。掰一枝黄药，绕向羊儿身，不见羊儿起，这不是良药。觅到青叶药，急忙采一枝……羊儿站起来。羊儿蹦蹦跳，这正是良药。"说明寻找是艰难的，良药来之不易。当时，黑牛本就珍贵，良药得用九头黑牛换取，更加贵重。民间点点滴滴的医药技术，被毕摩搜集起来。后来，又被精明的医师汲取和利用，一代一代传了下来。

"桑菊饮"由于处方经典、疗效显著，成为最早研制为成药的品种之一。1976年末，昆中药公司片剂糖浆车间建成投产，桑菊感冒片试制上市。桑菊感冒片不仅保留了桑菊饮的处方和功用，而且服用更方便，质量更稳定。桑菊感冒片的标准被收载于多版《中国药典》（1977年版、2010年版、2015年版）中。作为片剂，至今已生产上市40多年。

桑菊感冒片为普通药物。目前，全国各地均生产桑菊感冒片。据国家食品药品监督管理局数据，全国有139家企业生产该药，云南有昆中药、云白药等13家企业生产。桑菊感冒片为柜台药（OTC），被列入《国家医保药品目录》和《云南省医保药品目录》，群众购买方便。

桑菊感冒片适用于风热感冒初期，头胀痛、咳嗽、口干、咽痛、便秘等症状。现代研究发现，桑菊感冒片常用于治疗流行性感冒、急性支气管炎、急性扁桃体炎、上呼吸道感染、肺炎、角膜炎等属风热犯肺之轻证者。此外，还具有治疗百日咳和急性结膜炎的新用途。

服用桑菊感冒片期间，应忌烟、酒及辛辣、生冷、油腻食物。不宜在服药期间同时服用滋补性中药。风寒感冒者不适用，其表现为恶寒重，发热轻，无汗，头痛，鼻塞流清涕，口不渴。用药前应注意辨清症状。

（孙蓉）

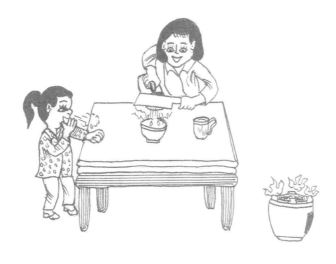

化湿的香砂平胃颗粒

俗话说："胖人多湿气。"的确，随着膳食改善，湿气重的人日益增多。

如果感到有以下一种或几种症状时，就要注意，体内已积聚很多湿邪了：

①舌头胖大，舌边有齿痕。

②舌面水滑，多痰涎。

③宿食不化，口苦无味，尤其不想喝水，甚至口渴也不想喝水。

④头脑昏沉，想睡觉，身体沉重。

⑤睡觉鼾声如雷。

⑥大便不成形，黏稠，往往粘在马桶内，一桶水冲不干净；或粘在肛门外，几张纸也不能擦干净。

要化湿，常用的中成药是香砂平胃颗粒。香砂平胃颗粒的功能为"健脾，温中，燥湿"。主治是："用于饮食不节，食湿互滞，胃脘胀痛，消化不良。"

香砂平胃颗粒来源于宋代周应的《简要济众方》"平胃散"加味。宋代后，历代医书，《太平惠民和剂局方》《万病回春》《景岳全书》等，均把"平胃散"作为治疗湿滞脾胃的基础方。香砂平胃颗粒在"平胃散"基础上加香附和砂仁。

先说平胃散。云南中医有一句歌诀说："平胃散是苍术朴，陈皮甘草化湿速。"化湿迅速是平胃散的特点。平胃散的主药是苍术，云南人称"黑马刺""马蓟"，化湿的作用较强。传说，这是一个好心肠的小尼姑发现的。

有一天，一个邻近村里的俗人大哥，来庵里求药。小尼姑背着师傅，送他一把带白花的草药，"施主，你先拿回去，吃吃看。"过了些日子，大哥跪在师傅面前磕头道："多亏那位少菩萨，把我爹足膝软瘫的病治好了！"后来，小尼姑又发现，这种药还能治呕吐、肚痛等好些病呢！

再说平胃散加味。平胃散加香附和砂仁后，增强了气运湿化的功效。香附，与陈皮一样，是理气药，能疏理脾胃气滞；砂仁和苍术、厚朴都是化湿药，能消散脾胃湿邪。

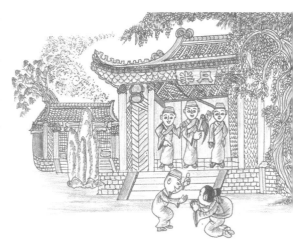

云南名中医陆巨卿、龙祖宏、张云松等，常常用香砂平胃散（颗粒）治疗脾胃病，疗效甚佳。陆巨卿在《云南省老中医学术经验交流会资料选编》（1973）中曾说："陈方在此，活法由人。"他用香砂平胃散调胃和中，自创"香砂平胃二陈汤加吴萸"，继承了古方治法。

1954年，香砂平胃散收载于《昆明81种成药配方目录》。1984年，将散剂改成颗粒剂，定名"香砂平胃颗粒"，生产的质量标准收载于《中华人民共和国卫生部药品标准》第12册（WS$_3$-B-2369-97）。

1999年，杨秀英和杨春屏的药效学研究表明，香砂平胃颗粒对回肠平滑肌有直接抑制作用（止泻）；对肠肌有较明显的解痉作用（恢复肠动力）。狄群英、罗珊珊等人临床观察300例积滞症中的饮食积滞，试验结果是，香砂平胃颗粒"用于食滞肠证及脾虚食滞症，疗效颇佳"。

为进一步考察其疗效，中国中医科学院望京医院等单位对香砂平胃颗粒做了随机、多中心临床研究。结果表明："香砂平胃颗粒治疗功能性消化不良（中医辨证属食湿中阻者）有较好临床疗效。"胡刚、魏玉霞等人的这一研究结果，发表在《中国民族医药杂志》2009年第12期上。感兴趣的朋友可参考阅读。

平息湿邪兴风作浪，香砂平胃颗粒是一员先锋大将军。

（张兴元）

逍遥丸，乐逍遥

"逍遥丸"，中医名方，疏肝效果一流，名字也很有意境。其意思是吃了药，肝气活泼畅通，心情也随之开朗起来，烦恼抛诸脑后，好似神仙一般逍遥快活。逍遥丸，乐逍遥。清朝晚期的实际统治者慈禧皇太后，就是一个典型的例子。

清朝同治年间，慈禧皇太后得了场怪病，终日倦怠慵懒，山珍海味也厌烦。孟河医派之一的名医马培之奉昭进京，马培之进宫后疏通了慈禧皇太后身边的大臣和近侍，得悉慈禧皇太后的真实病因后，开了一个处方"逍遥散"，慈禧皇太后服用数贴之后病愈。除赏赐金银外，慈禧命南书房翰林手书"务存精要"匾额，挂于马培之门诊大厅。之后，马培之驰名全国，逍遥散也被广泛应用。逍遥散的处方也就是今天逍遥丸的药方。央视的纪录片《孟河医派》讲了这个故事。

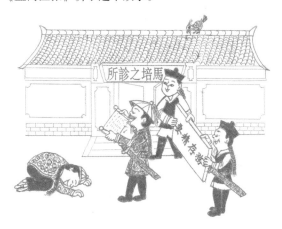

从用药推测，慈禧恐怕是因国家内忧外患而忧结成郁的。《内经》指出，"七情太过，反伤五脏"。喜、怒、忧、思、悲、恐、惊七种情志，属于人的正常生理活动，一般情况下，它们并不是致病因素。但是如果情志过度，超过了人体所能调节的范围，便可能导致疾病。如悲则气消，时常哭哭啼啼，像林黛玉一样；又如忧则气郁，表现为郁闷不乐、少气懒言、哀声叹息等，慈禧太后可能就是这种状况。

逍遥丸是一种疏肝解郁的常用中成药。根据《中国药典》，逍遥丸的功能与主治为："疏肝健脾，养血调经。用于肝郁脾虚所致的郁闷不舒、胸胁胀痛、头晕目眩、食欲减退、月经不调。"

逍遥丸出自宋代《太平惠民和剂局方》中的逍遥散。此后，逍遥散备受历代医家的推崇。清代著名医学家叶天士称赞其为"女科圣药"。此方专为肝郁脾虚、脾失健运之证而设，为中医调和肝脾的名方。

云南近代四大名医之一——姚贞白善于使用逍遥散。姚贞白注意到，云南"冬无酷寒，夏无炎热，温燥凉爽"的气候特点，特别是温燥对人体影响较大。农历三四月间的"春旱"，干旱少雨，气温燥热，往往令人心烦暴躁，又称"春燥"，尤其对妇女的影响更加激烈。"春燥"持续，变成"郁火"，从而伤及肝脏。滇中一带的百姓常说的"肝火旺"，主要是指长期积压在肝脾的郁火所引起的咆燥。对此，姚贞白常常用逍遥散、丹栀逍遥散或逍遥散加减（如舒肝散等）等方剂来治疗。

在《姚贞白医案》一书里，收载了姚贞白使用逍遥散等方剂的案例。这些医药技术传承到今天，已形成治疗妇科疾病的重要流派——姚氏妇科流派。目前，云南的姚氏妇科流派是全国十大妇科流派之一。用逍遥丸等疏肝养血是其治疗特色。

中华人民共和国成立以来，逍遥散（丸）的新功效不断被人发现。除上述主治外，现代临床医师发现，逍遥丸经中医辨证后灵活使用，对多种疾病也有较好的疗效。例如，十二指肠溃疡、经前期综合征、乳腺增生、卵巢囊肿、妇女腰痛、痛经、黄褐斑、男性乳房发育症、高泌乳素血症、高血脂症、青春期多囊卵巢综合征、慢性咽炎患者的梅核气、带状疱疹等。

市场上，同类产品较多。云南生产的逍遥丸（水丸）进入市场较早，在云南有一定的口碑。近年来，昆明还生产一种用条式小袋包装的逍遥丸（水丸），便于携带及服用。差点忘了提醒朋友们：逍遥丸（水丸）不仅是肝郁脾虚及月经不调的妇女可用，而且只要是肝郁、脾虚、血虚的人都可以用，不论男女。

（吴叶）

丹栀逍遥丸不单只她用

小伙子小王最近遇到一件烦心事。刚过新年，工作任务繁重，各种聚会也多，使他的身体开始吃不消了，还很烦躁，常常不由自主地发火，去医院，医生说是肝郁血虚、化火生热，给他开了一些药。看到"丹栀逍遥丸"，小王纳闷，问问医生吧："丹栀逍遥丸不是女士吃的药吗？这药给我吃，医生是不是弄错了？"

"没错"，中国中医科学院西苑医院男科主任郭军告诉不知真相的"吃瓜群众"说，"男士也可以吃！"他介绍，丹栀逍遥丸适用于肝郁血虚、化火，即肝火旺导致的烦躁易怒、头痛目赤、食欲不振、口干口苦；男子还表现为小便涩痛，女子还有月经不调、乳房胀痛等病症。长期以来，该药作为妇科用药运用得较多，但并不是说，它就是女性专用药。男子的肝郁化火、抑郁症及更年期综合征等，同样适用。

的确，传统上逍遥散或丹栀逍遥散多为妇科所用。《红楼梦》里林黛玉的故事人人皆知。话说林黛玉梦见她许配给他人，宝玉手持小刀挖心，咕咚倒地，不觉从恶梦中惊醒，痛定思痛，禁不住神魂俱乱，痰血上涌。王太医为她诊脉后，一针见血地指出林黛玉当有头晕、饮食减少、多梦易醒、多疑多惧的症状，"不知这疑为性情乖戾，其实因肝阴亏损，心气衰耗"作怪，故拟黑逍遥散（即逍遥散加地黄），用柴胡等药调治。许多医家忘不了这个医案。

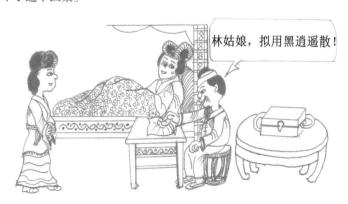

丹栀逍遥丸是在《太平惠民和剂局方》所载"逍遥散"的基础上加丹皮、栀子两味药组成的。方药组成有丹皮、栀子、柴胡、芍药、当归、茯苓、白术和甘草。其具有疏肝解郁、清热健脾的作用。

方中酒柴胡行气活血，舒肝，为君药。栀子清泻三焦之火，导热下行；牡丹皮善清血中之伏火，凉血散瘀；薄荷疏散郁结之气，透达肝经郁热；三者共助柴胡舒肝解郁之功，为臣药。白芍、当归养血和血，以养肝体；白术、茯苓健脾益气，以合见肝病先实脾之理，四者共为佐药。甘草调和诸药为使药。诸药合用，共奏舒肝解郁、清热调经之效。与逍遥散相比，丹栀逍遥散适合肝郁偏热的病症。

现代临床中，联合其他药，丹栀逍遥丸（水丸）还有新的用途。例如，丹栀逍遥丸加味治疗复发性口疮[1]；丹栀逍遥丸联合铝碳酸镁治疗胃食道反流病[2]；六味地黄丸和丹栀逍遥丸外用和内服治疗黄褐斑[3]；知柏地黄丸联合丹栀逍遥丸治疗免疫性不孕[4]；丹栀逍遥丸治疗肝气结郁型粉刺[5]等，都有显著疗效。

在上述新用途中，丹栀逍遥丸也不单只"黛玉们"用，"宝玉们"也可以使用。当然，要对症下药。不论如何，调节好心情，避免思虑伤身才是预防和治疗的根本。

丹栀逍遥丸属国家基本药物，各级医疗机构都有配备。同时，为柜台药（OTC），药店有售。服用期间，忌食生冷、辛辣。昆明生产的丹栀逍遥丸有条式小袋的包装，服用方便。

（吴叶）

---

① 刘义东，周传祥. 丹栀逍遥丸加味治疗复发性口疮36例[J]. 吉林中医药，1998（1）.

② 周桑玉，陈琳洁，洪茜. 丹栀逍遥丸联合铝碳酸镁治疗胃食管反流病46例临床观察[J]. 实用全科医学，2007（2）：112–113.

③ 黄美芳. 中药外用与内服治疗黄褐斑40例临床观察[J]. 右江民族医学院学报，2008（2）：307–308.

④ 揭国梅，祝常德. 知柏地黄丸联合丹栀逍遥丸治疗免疫性不孕的临床研究[J]. 中外健康文摘，2010，7（21）：114–115.

⑤ 陈美华. 丹栀逍遥丸治疗肝气郁结型粉刺60例[J]. 福建中医药，2011，42（3）：31.

杞菊地黄丸：明目良药

六味地黄丸是补药，人尽皆知。但从它演化而来的药方不一定都知晓。其中，杞菊地黄丸就是六味地黄丸的衍生药，是由该药加了枸杞子和菊花两味药而组成的，有平肝明目的作用。

菊花做食材，在云南历史悠久。远在春秋战国末期，云南就有吃菊花的习惯。伟大的爱国诗人屈原（约前340—前270）在《离骚》中说："朝饮木兰之坠露兮，餐秋菊之落英。"当时，屈原流放的沅湘一带，服食菊花的风气很盛。逆溯沅水，可进入黔中南。黔中南以西，是滇池，庄蹻入滇，就走这条道路。滇池周边的风俗与楚国的风俗相同：餐吃菊花。云南彝族巫师毕摩在祭祀中，沿用了这些医药习俗，除灾防病。

后来，菊花也入药。例如，用菊花、金银花和合欢花水煎煮，内服，可治疗咽炎；用菊花根和叶各半，稍捣，榨汁，内服，可治疗蜜蜂、黄蜂、大黄蜂叮蜇（王正坤《彝族验方》）。此外，还有菊花茶、菊花酒等饮品。如今昆明西山猫猫箐一带彝族还沿用这些习惯。

枸杞加菊花是宋代的事。宋代林洪《山家清供》说：当时的用法是，春天采紫英菊，略炒，煮熟，下姜盐做成羹，可清心明目，"加枸杞叶，尤妙"！宋代江南因城市发展，市民阶层扩大，餐饮酒肆增多，杞菊相配，成为桌上佳肴。

杞菊配伍，在食品中是好搭档。这一搭档，被医师用到成药之中。开始，多用为汤剂，称杞菊地黄汤。清代末期，出现成药，称杞菊地黄丸，如《清太医院配方》中就称杞菊地黄丸。

清代，杞菊地黄丸就已在昆明的老药铺里生产。例如，清光绪十八年（1892），在昆明四牌坊路开设的寅生堂就制售杞菊地黄丸。民国三年（1914），寅生堂翻印的《寅生堂药目》中就收载了杞菊地黄丸。《寅生堂药目》现由云南中医学院赵荣华教授收藏。1954年，杞菊地黄丸收载于昆明市人民政府卫生局审查的《昆明81种成药配方目录》眼目门中。1963年版《中国药典》收载杞菊地黄丸，后收载于《中国药典》各个版本至今。100多年来，昆明就一直生产杞菊地黄丸至今，从未间断。长期以来，它是治疗羞明畏光、迎风流泪、视物昏花的主要中成药。

现代药理及临床研究显示，杞菊地黄丸有降血脂和抗动脉粥样硬化、抗氧化、增强免疫和改善学习记忆等作用，可用于轻度白内障、视神经萎缩、干眼症等病症的治疗。

我有一个朋友，50多岁，常用电脑，爱玩手机，有一段时间用眼过度，右眼出现了玻璃体后脱落。据说初期视野出现毛玻璃的感觉，眼睛转动常伴有闪光出现，飞蚊感明显。后在医生指导下服用奥丽汀（卵磷脂络合碘片）的基础上，她又坚持服用了杞菊地黄丸约6个月，毛玻璃视觉和闪光现象逐渐消失，飞蚊感明显减轻，再到医院检查时，已查不到玻璃体后脱落的情况。后

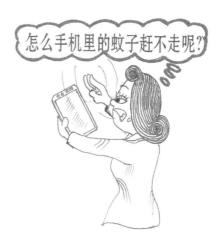

来，朋友在感到视疲劳的时候都会服用杞菊地黄丸。朋友说："杞菊地黄丸已是我的常用药了。"

现在，随着低头族的增多，干眼症、视疲劳现象趋高，高原地区白内障发病率也在增加。除适当休息、注意眼睛保护外，服用杞菊地黄丸，改善眼部疲劳，也是一个选择。

（谢民秀）

杞菊地黄胶囊与手机族

由于上班用电脑，下班玩手机，小李最近出现了耳朵嗡嗡响、看东西时间一长就会感觉眼睛比较干、总想揉眼睛的情况，但手机的诱惑实在太大。又过了些日子，看东西有些模糊，小李自己购买眼药水点了些时日，有一定改善，但改善不大，为此小李很烦恼。在家人的催促下，小李去了医院，医生让小李在点眼药水的同时服用杞菊地黄胶囊。经过两周的治疗和适当休息，小李的症状有了明显的改善。

有人说，移动互联网时代，受伤最大的是眼睛。电脑、手机、移动终端……给人们带来极大的便捷，同时，也带来了近视眼、飞蚊症、视物不清、干眼症甚至白内障等眼睛疾病。

古代云南，兰茂《医门揽要》用白菊花配制了许多药方。如用菊花、川芎、蔓荆子加补中益气汤，治气虚头痛。用菊花、柴胡和加倍的川芎，与十全大补汤，治血虚头痛。用白菊、柴胡加知柏地黄汤，治疗肝肾亏损引起的命门实火头痛。用菊花加六味地黄汤、金匮肾气汤等治疗眼目昏花，心神恍惚。对于眼目干疼、昏花、流冷泪，化裁了多种药物治法："四物汤、八珍汤、肾气汤各加虫退、红花、白菊花，还少丹亦可，肾气丸亦可。或用十全大补汤或六味汤加夏枯、益母草治之。年少者，即以夏枯、益母草、白菊花、红花煎服。"

清代，这些经验由医师总结，常常煮成杞菊地黄汤，供患者使用。后来汤剂又制成丸剂成药，称杞菊地黄丸，成药处方最终固定下来。当时昆明的中药铺福林堂、大安堂等，都制售杞菊地黄丸。

中华人民共和国成立以来，杞菊地黄丸由昆明的制药企业生产。为便于患者使用，科研人员将杞菊地黄丸改剂型为杞菊地黄胶囊。1996年5月，昆明中药厂获得国家药品管理部门的批准文号，生产杞菊地黄胶囊。

杞菊地黄胶囊与杞菊地黄丸的处方、疗效完全一致，只不过剂型不同。杞菊地黄丸是处方药味粉碎成细粉加蜂蜜制成，为传统剂型；而杞菊地黄胶囊是现代剂型，是通过部分提取精制，较好地保留了有效成分和疗

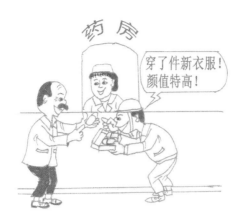

效；同时顺应社会发展，降低了服用量；服用更方便，适应了更多年轻患者的需求。电脑族、手机族、低头族等，使用起来更加适合。手机有保护膜，杞菊地黄胶囊也被誉为移动时代"眼睛的保护膜"。

现代临床研究显示，杞菊地黄胶囊有助于改善视疲劳，缓解双目干涩、视物昏花、目胀作痛、视力减退、耳鸣等症状。

平素脾虚便溏的人应慎用杞菊地黄胶囊，做好日常调护。彝族古书《劝善经》（成书于明代，楚雄彝族自治州图书馆藏）记述了彝族的防病知识。在生活起居方面，书中说："不管男女，夜里起来要穿衣服，否则要生病""生活起居要有规律，劳逸要适度"；在饮食方面，"不能吃生肉、生血和生肝。肝要煮熟吃。不要用生命换口福"，另外说明"饮酒多了则成痨病，成疯病"，认为"酒是发病的药"，病人喝后会加重病情，甚至死亡[①]。

杞菊地黄胶囊目前是国家基本药物、国家医保品种。云南省有昆中药和云南白药2家药企生产。

移动时代应为眼睛贴上保护膜，不过，最好注意眼睛休息，要合理运动。

（谢民秀）

---

① 徐士奎，罗艳秋. 彝族医药古籍文献总目提要[M]. 昆明：云南科技出版社，2016.

金匮肾气片：源于治肾祖方的中成药

说起金匮肾气片，不得不提金匮肾气丸，二者处方、疗效相同，只是剂型不同。

金匮肾气丸也称八味肾气丸，是医圣张仲景发明的。东汉末年，天下大乱，加上瘟疫流行，人民流离失所，死者无数。张仲景的家族本来是个大家族，人口多达二百多人，但自建安初年以来，不到十年，有三分之二的人因瘟疫而去世。其中七成死于伤寒。面对病魔，张仲景万分悲愤，下决心要制服瘟神。他游历各地，搜集民间药方，潜心研究伤寒病的诊治。他带领弟子到处为民治病，救人无数。

一天，弟子问张仲景："虚劳腰痛应怎样治？"张仲景说："虚劳腰痛，少腹拘急，小便不利者，八味肾气丸主之。"弟子还问了许多问题。他把这些治病的经验全部写在《伤寒杂病论》中，传给后人。《伤寒杂病论》是我国第一部临床治疗学的巨著。

宋代王洙、林亿、孙奇等人把书中杂病部分整理成《金匮要略》一书。其中"血痹虚劳病脉证并治"一节记载了肾气丸。匮，同"柜"，指匣子，古代盛装物品的容器。金匮，指金色的盒子，意为物品极其珍贵。金匮肾气丸是古代珍贵的补益药。

后来，宋代名医、儿科专家钱乙把古方金匮肾气丸里的附子和桂枝这两味温补的药物去掉，变成了治疗肾阴虚的六味地黄丸。所以说，经典名方六味地黄丸实际来源于金匮肾气丸。因此，古方金匮肾气丸在中医界堪称治肾祖方。

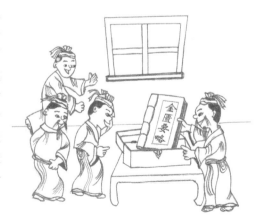

后世，人们在古方金匮肾气丸的基础上添加了两味药：牛膝和车前子，增强了古方金匮肾气丸治疗肾虚水肿、小便不利、腰膝酸软的作用。这就是今天金匮肾气丸的处方，也就是金匮肾气片的处方。

金匮肾气片的功效体现在处方。该方用附子、桂枝，辛、甘、大热，温补肾阳，蒸腾气化，两药互增药力；牛膝，苦、酸、平，补肝肾，利尿通淋。三药温阳化气利水为君药。干地黄清热凉血，养阴生津；山茱萸既温补肾阳又益肝肾之阴；山药益气健脾补肾，培补肾气。三药肝脾肾三阴并补，有阴生阳长之效，共为臣药。茯苓健脾益中，利水渗湿，助山药健脾；泽泻、车前子利水渗湿，清下焦湿热，牡丹皮清肝胆而凉血，制温药而化燥。四药甘淡寒凉，与君药相辅相成为佐药。诸药合用，共奏温补肾阳、化气行水之效。

这些涉及中医理论，不易理解，通俗地讲就是：金匮肾气片可治疗肾虚水肿、小便不利、腰膝酸软、畏寒肢冷。主要治疗与肾相关的泌尿系统疾病，如伴有腰膝酸软无力的水肿、慢性肾炎、慢性尿路感染、前列腺炎、老年性尿失禁、腰肌劳损等。

20世纪60年代，金匮肾气片是药学技术人员在金匮肾气丸的基础上，通过改剂型而得到的现代剂型的药品。原剂型金匮肾气丸在清代已有昆明的多家药铺生产，如清光绪十八年（1892）开设的寅生堂。民国三年（1914年）寅生堂翻印的《寅生堂药目》（现由云南中医学院赵荣华教授收藏）中就已收载了金匮肾气丸。1954年，金匮肾气丸收载于昆明市人民政府卫生局审查的《昆明81种成药配方目录》中。1974年，通过改剂型得到的金匮肾气片收载在《云南省药品标准》里。2002年，金匮肾气片通过对药品标准的提升，上升为国家标准。2011年，金匮肾气片的药品标准又得到了提升。

金匮肾气片服用方便，更适合现代人服用。从20世纪70年代至今，它一直为患者服务，从未间断。经过技术人员对药品标准的不断提升，增加和完善了质量指标，金匮肾气片的药品质量和疗效得到了持续的提高。金匮肾气片不愧为在传承中创新发展中成药的典型代表。

（谢民秀）

止眩安神颗粒的创制

民族医药是新药创制的宝库，止眩安神颗粒就是云南民族民间医药的结晶。

1970年6月26日，在云南省第一人民医院中医科工作了6年多的熊辅信，再也不能安静地当医生了。由于"文化大革命"的影响，干部、医生被下放农村，熊辅信被下放到保山地区腾冲县。

在保山地区中草药展中，熊辅信看到一首止眩汤，令他眼前一亮。这首止眩汤用鹿衔草、淫羊藿、黄芪、半夏等配伍。自幼喜爱中草药，在成都中医学院医疗系读了六年专业课的熊辅信，从未见过这方子。问了参展人，原来这是流传民间已久的经验方，彝族用来治疗眩晕。熊辅信急忙抄下处方。

在保山卫生学校任教期间，熊老师也给人看病。后来，参加筹建保山地区中医医院，担任院长。看病时，遇眩晕病人，他就用这个方子加减治病。病例越积越多，不仅本地眩晕患者，连外地患者，如云龙县、元谋县甚至楚雄等地的病人都找他看病。这个方子在这些州县使用了10多年，收到了很好的效果。

1981年6月，西安医学院药理教研室的庄斐尔、白元让、马幸福等人在《中药通报》上发表《鹿蹄草（鹿衔草）对小鼠心肌营养性血流量的影响》的研究结果："鹿衔草有增加心肌营养性血流量、改善冠脉循环的作用。"看到这里，熊辅信想，这为止眩汤用鹿衔草提供了初步依据。止眩方其他药材的药理和药学，他也做了收集和研究，更加明确了该方的治疗机理。

1988年，熊辅信返回云南省第一人民医院工作，任中医科主任。他继续使用该方加减为眩晕患者解除病痛。长期的临床经验表明，该方对瘀阻脑络和气血两虚（即椎基供血不足和脑供血不足）眩晕患者有明显疗效。

然而，眩晕的发病率较高，专治眩晕的制剂少。为了使这个治疗眩晕的彝族良方为更多患者服务，在中医科的协助下，熊辅信和夫人寸淑芬对103例使用止眩安神汤治疗眩晕的病例做了整理和总结。通过与药厂合作，把这一疗效显著的彝族良方开发为成药。

要制为成药，临床试验研究只是药物研究的一个环节。除此之外，还需做其他研究，如制造工艺的优选、急性毒性和长期毒性试验、质量标准研究、质量稳定性研究等。据记载，这些研究的合作单位有生产企业、医学院校、医院等，合作研究持续了10多年。1999年，彝族药止眩安神颗粒的药品质量标准，获得云南省卫生厅批准。同年，正式投入生产，供患者使用。

2012年2月，地方标准转国家试行标准后，经再次提高药品标准，止眩安神颗粒试行标准转为正式标准，生产企业随后按正式国家标准生产和检验。

该标准对止眩安神颗粒的功能和主治表述为："彝医：我嘎米，衣衣乐。中医：补肝肾，益气血，安心神。用于肝肾不足，气血亏损所致的眩晕，耳鸣，失眠，心悸。"这里的"我嘎米，衣衣乐"是彝族发音，意思是头晕、心悸。

彝族药止眩安神颗粒的创制，从民间验方，到临床处方，再到国家药品标准，前后持续42年。回顾这一漫长的历程，云南省国医名师熊辅信感慨道："我是医生，用的是药，而对药的理解决定了医术的高低。一个药物的使用不能只停留在过去，而是要创新、要提高。传统是需要的，提高是为了更好地发展。"

2010年，止眩安神颗粒列入云南省基本医疗保险药品目录。

（谢荣保）

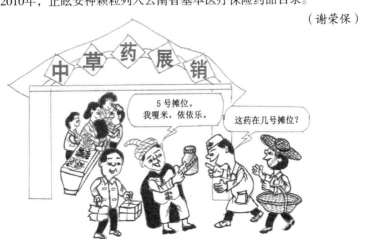

小儿厌食用"和胃疗疳颗粒"

厌食症是儿科常见的脾胃病症，直接影响小儿生长发育。中医药在调理脾胃，治疗小儿厌食症方面有特色和优势。和胃疗疳颗粒就是治疗小儿厌食症的中成药。

厌食症的主要症状是食欲不振，上腹胀满、嗳气、反酸、大便不调、烦渴和烦躁性急。从发病机理来看，外感、劳伤、饮食、情志因素均可损伤脾胃，造成脾胃虚弱、脾气不升、胃气不降、精微不化、腐浊不排、清浊不分。

厌食若病程持久，则胃受损、津液干涸、脏腑失养而发展为积滞，中医名为"疳"病。唐宋时期，医家认识到，造成"疳"病的原因还与寄生虫侵袭有关，常用杀虫制疳的方法。

和胃疗疳颗粒的功能与主治为："健脾和胃，化食消积。用于脾胃失和所致的不思饮食、消化不良、面黄肌瘦、虫积腹痛等。"

临床试验表明：和胃疗疳颗粒对小儿厌食症的治疗效果，"有明显的促进食欲、增加食量的作用，且对主要症状纳呆食少、腹胀、大便不调、烦渴均有显著的改善作用"。

和胃疗疳颗粒组方合理，配伍得当，其中白术、茯苓、莲子等运脾健脾利湿；青皮、柴胡、白芍等舒肝平肝；山楂、麦芽、槟榔等化积消食；沙参、麦冬、乌梅等养胃育阴，体现了本药健脾和胃、消食化积的特点。

槟榔杀虫。这一用途，传说来自云南傣族山寨。从前，兰香姑娘，勤劳贤惠，与本寨的小伙子岩峰相恋，感情日益深厚。正在这时，兰香的肚皮渐渐大了起来，腹胀如大球，岩峰怀疑兰香不贞，和她断绝了往来。兰香的父母以为女儿做了丢人的事，痛骂兰香。兰香满腹委屈，含着泪水离开了家门。饥饿难耐，兰香摘树上的果子充饥，接连吃了几天，兰香的腹部竟然平下去了。她回到寨子，寨里人惊奇，于是纷纷到林子里察看，只见兰香在那里便下了许多虫子。这才明白，原来兰香得了虫积肿胀病，是树上的果子治好的。那时，对这种果子人们还不认识。兰香出走是薄情郎的原因，都责怪他是"冰郎"，说来说去，这果子也叫"槟榔"了。现代研究证实，槟榔对猪肉绦虫有较强的麻痹作用；对蛲虫、蛔虫、钩虫、姜片虫等也有驱杀作用。

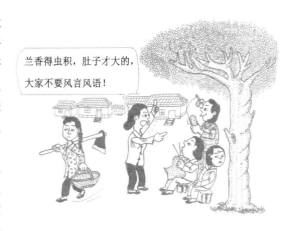

兰香得虫积，肚子才大的，大家不要风言风语！

和胃疗疳颗粒是昆明治疗疳积的验方"化虫散"的改进方。化虫散起始于宋代太医院《圣济总录·卷一七九·小儿门》化虫散。《圣济总录》说："治小儿虫痛不可忍，化虫散方。"那时的化虫散由白丁香、槟榔和雷丸三味组成。据昆明市档案馆档案，民国时期，这方药以"化虫散"之名在昆明中药铺制造和销售。许多中药铺作为统一的成方配制，如"益兴和药号""万康药号""保安堂""杨衡源保龄药室"等，均制售"化虫散"。

中华人民共和国成立后，昆明市人民政府卫生局组织药品审查委员会审查，将"化虫散"处方加减，以"清肝化虫散"之名编入《昆明81种成药配方目录》（1954）。之后，清肝化虫散载入《云南省药品标准》（1974）。

因散剂小孩吞服不便，清肝化虫散改剂型为清肝化虫颗粒（冲剂），处方不变。颗粒剂酸甜可口，小儿易于接受，服用方便。1985年5月，经云南省卫生厅批准生产。2002年，地方标准上升为国家标准时，经国家药监局组织专家做医学和药学审查，对主治功能做了非实质性的文字调整，并更名为"和胃疗疳颗粒"。

除治疗虫积、厌食症外，和胃疗疳颗粒加阿奇霉素和水杨酸铋治疗小儿慢性胃炎"能缓解厌食和缓解脘腹压痛，能提高总有效率"[1]。

（刘艳）

① 彭文娟，陈小蓓，陈敏，等. 和胃疗疳颗粒联合他药治疗小儿慢性胃炎的疗效观察[J]. 中国医院药学杂志，2007（01）.

知柏地黄丸：云南人的滋阴降火丸

前几年，一个大理患者电话打到我的办公室，问他用过的滋阴降火丸，为什么现在都买不到了？我告诉他说："2000年，滋阴降火丸更名为知柏地黄丸了。你可以选购这个药试试。"如此的电话或来信有很多。还有人到厂询问。最近，又有人提滋阴降火丸，问还生产吗？我觉得有进一步解答的必要。

的确，云南生产和使用滋阴降火丸有一定的历史。清代，昆明中药铺就制造和出售滋阴降火丸。这个成药，目前在云南的记载可追溯到清代末期。据《云南省志·医药志》记载，清光绪十八年（1892），在昆明四牌坊（后移到马市口）开设的寅生堂，制造丸散，其中就制造和出售滋阴降火丸。民国三年（1914），寅生堂翻印的《寅生堂药目》（云南中医学院赵荣华教授藏）收载了滋阴降火丸。

1954年，滋阴降火丸收载于《昆明市人民政府卫生局审查合格国药八十一种成药配方目录》（简称《昆明81种成药配方目录》或《昆81方》）。后又收载在《云南省药品标准》（1974）上。

2000年，地方标准升国家标准时，因滋阴降火丸与《中国药典》收载的知柏地黄丸同方异名，更名为"知柏地黄丸"，原名滋阴降火丸不再使用。

100多年来，滋阴降火丸这一药名在云南的知晓率日益提高，很多老一辈人都非常熟悉，被作为阴虚火旺、潮热盗汗、口干咽痛、耳鸣遗精、小便短赤的常用中成药。改名后，这一成药一直生产，从未间

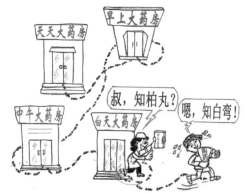

断。只是老一辈人应知道和使用这一新名称。

知柏地黄丸（滋阴降火丸）是在六味地黄丸原方中加入了知母、黄柏两味中药。知母苦、甘、寒，清热泻火，滋阴润燥；黄柏苦、寒，清热燥湿，泻火除蒸，解毒疗疮。知柏地黄丸在六味地黄丸滋阴补肾的基础上更擅长清热滋阴，有清降下焦之火的作用，较之六味地黄丸增强了滋肾阴清相火的作用。具体适应症与六味地黄丸既有有联系，又有区别。秋冬季节比较干燥，容易出现虚火症状，知柏地黄丸就成了治疗阴虚火旺的良药。

按照《中国药典》，知柏地黄丸的功能和主治是："滋阴降火。用于阴虚火旺，潮热盗汗，口干咽痛，耳鸣遗精，小便短赤。"细心的朋友发现，原来云南使用的名称是以其功能命名的，而现在通用的名称是以主要成分来称呼的。二者的处方和功能主治其实是一致的。

方中重用熟地为君药，滋阴补肾，益精填髓。臣以山茱萸、山药补肾固精，益气养阴，而助熟地黄补肾阴；知母甘寒质润，清虚热，滋肾阴；黄柏苦寒，泄虚火，坚真阴，配合熟地以滋阴降火。佐以茯苓健脾渗湿；泽泻利水清热；丹皮清泻肝肾，三药合用，使补中有泻，补而不腻。诸药配合，共奏滋阴降火之功。

对造成阴虚火旺的原因，《内经》说："年过四十，阴气自半。"随着年纪增长，或热病之后，或房事不节等，均易耗损真阴，出现阴虚火旺的症状。也或先天津液亏虚，或误用温燥药物等，或阴液亏耗，而出现虚火内扰。

再啰嗦一下，使用时应注意：本品为阴虚火旺证而设，气虚发热及实热者忌服。感冒者慎用，以免表邪不解。本品药性滋腻而寒凉，凡脾虚便溏，气滞中满者不宜使用。服药期间，饮食宜选清淡易消化之品，忌食辛辣、油腻之品。

（谢民秀）

健脾安神的归脾丸

陈抟（tuán）是五代宋初的著名道教学者、养生家，与麻衣道者隐居华山和武当山，修炼养生保健之术。唐僖宗文德元年（888），皇帝召见，问他有何养生之术？他说："无它，只要心中清静平安就行。"僖宗赐给他"清虚处士"。到了北宋太平兴国二年（977），宋太宗赵光义召见陈抟，请教养生秘诀。陈抟说："没有别的，只是善于睡觉罢了。"人称"睡仙"。陈抟在华山修道四十年，又称"华山处士"，享年118岁。陈抟以善睡闻名，为许多人所倾慕。

如今，失眠困扰着许多中老年人。中医治失眠善于辨证施治，有较好疗效。例如：心气虚寒的失眠，用柏子养心丸；阴虚血少的失眠用养血安神颗粒；气血亏损的失眠用止眩安神颗粒等，而归脾丸则通过健脾安神，治疗心脾两虚引起的失眠。

云南名中医李继昌曾治疗一例典型的心脾两虚的失眠症。一天，43岁的一名姓于的男子，来到李继昌的诊所。他说，近年来睡眠不好，半夜醒来，夜尿一次，就再也睡不着；记忆力越来越差；头顶昏闷，精神不振；血压偏高（150/110mmHg）。李继昌医生给他把了脉，诊断为肝肾不足、心脾两虚，为他开了归脾汤的方子。服用三剂之后，男子头顶昏闷略轻，仍用归脾汤方，并加枸杞和天麻补肝肾而清头目。又服用六剂后，男子睡眠大有好转，头顶昏闷明显减轻。再用归脾汤加五味子、鹿角霜和枸杞子继续调治，疗效得以巩固。

归脾汤是明代中医药临床家薛己在《正体类要》（1529）里记载的处方，用于治疗心悸失眠、体倦食少、便血或崩漏的汤剂。薛己继承了李杲"内伤脾胃，百病由生"的脾胃论学术思想，治疗脾气虚损的经验十分丰富。薛己认为："大凡脾胃虚弱，而不能摄血，宜调补脾气为主。"（《明医杂著·医论注》）归脾汤引血归脾，调补脾气。薛己在前人归脾汤的基础上加入当归和远志两味药物，使归脾汤的养血宁神的功效得到显著提高。这一治法为后世医家所沿用。

归脾丸是归脾汤的处方制成的成药。云南制造和使用归脾丸的历史悠久。清代和民国时期，昆明的中药铺，如"杨衡源保龄药室""宏康国药号""石陈氏云记药房"等，都制售归脾丸。根据档案，1939年，昆明市药材业同业公会汇编的《昆明方目》收载了归脾丸，作为昆明中药铺的制造标准。

中华人民共和国成立后，1954年昆明市人民政府卫生局组织审查的《昆明81种成药配方目录》，以"归脾养心丸"之名收载。《云南省药品标准》（1974）也收载该药（滇Q/WS147—1947）。现在归脾丸是按照《中国药典》（2015）的质量标准生产的。归脾丸的功能与主治为："益气健脾，养血安神。用于心脾两虚，气短心悸，失眠多梦，头昏头晕，肢倦乏力，食欲不振，崩漏便血。"

现代药理实验证明，归脾丸具有增强红细胞输氧能力、降低血小板聚集及抗血栓形成、改变血液黏滞凝聚状态、治疗各种出血等的作用。

除上述应用外，一些临床医生还将归脾丸用于胃及十二指肠溃疡出血、功能性子宫出血、再生障碍性贫血、血小板减少性紫癜、神经衰弱、心脏病等属心脾气血两虚及脾不统血的患者。

宋代文学家陆游有诗说："华山处士如容见，不觅仙方觅睡方。"归脾丸，对于心脾两虚的人来说，是一个睡舒适觉的良方。

（陈宗凤）

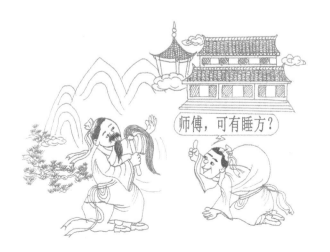

复方丹参片及防病处方

药品名称：复方丹参片

处方：丹参、三七、冰片。

功能与主治：活血化瘀，理气止痛。用于气滞血瘀所致的胸痹，症见胸闷、心前区刺痛；冠心病心绞痛见上述证候者。

这个以丹参为主的复方丹参片和类似的复方丹参滴丸等药，近年来用于心脑血管瘀滞疾病，获得较好疗效，成为明星产品。

处方中，丹参是主药，唇形科植物丹参的干燥根及根茎。《昆明民间常用草药》（1970）记载：丹参用于"月经不调、经闭癥瘕、产后恶露不下瘀带作痛、痈肿疮毒、乳痈初起红肿疼痛、心烦不寐：水煎服"。当地彝族、汉族等常用。大理白族常用丹参与当归配伍，治疗妇女月经不调、产后恶露不尽等症。

云南省漾濞县富恒乡石竹村岩腊左村村民小组，山坡上，每年3月到10月，紫丹参花竞相开放，数公里外就能闻到丹参花香。蜜蜂们嗡嗡的采蜜曲，仿佛讲述着村民脱贫致富的故事。2014年以来，这个乡以公司+合作社的形式，发动300多户社员，种丹参6000多亩，养殖丹参土蜂蜜1000多箱。富恒乡种植业农民专业合作社理事长祁学飞说："紫丹参全身都是宝，花、花蜜、根都可以用。丹参花蜜、丹参花茶十分畅销。石竹村78户贫困户，因种紫丹参，实现了脱贫。"村民常彪说："我家种了5亩丹参，一年有2万多元收入，加上12窝蜜蜂，经济一年比一年好。日子一天比一天好，

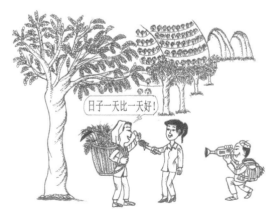

日子一天比一天好！

2016年就实现了脱贫。"

关于丹参配伍三七使用，可溯源到云南胡少五、张泽仁、吴俊卿等名医。他们曾应用丹参、生三七等药配伍治疗冠心病（胸痹、心悸、心痛）。这些应用见于《云南省老中医学术经验交流资料选编》（1973）。

张泽仁早年师从云南名中医李继昌。张泽仁能就地取材，善用丹参和三七等云南地道药材。对胸中有痹塞感的患者，张泽仁把天王补心丹中的丹参五钱（约15g），重用到一两（约30g），配服三七粉，胸闷的加檀香3～5分（约1～1.5g）。为防心肌梗塞，他建议可用丹参和鳖甲等分研细，清晨开水吞服2钱。这些治法可起到益阴养血、活血化瘀的作用。

复方丹参片的处方中，丹参、三七活血，通脉，化淤，止痛；冰片芳香开窍，醒脑。全方同用，可起到化瘀血、通心脉、止痛、开窍、醒脑的功效。复方丹参片自1985年《中国药典》收载后，历版《中国药典》均有收载。

复方丹参片可治疗心血管疾病，但预防重于治疗。21世纪以来，因饮食结构高热、高脂化，人群中冠心病、心绞痛等心血管系统疾病日益增多。另外，由于工作和生活压力加大、运动量减少等原因，心血管疾病的发病率呈现年轻化趋势，患心血管疾病的人群更大了。

心血管病人群增多，说明我们的生活方式应该改变。治已病不如治未病。未病先防，怎么防？试开一个防病处方给朋友们，暂名"护心方"：

饮食（荤素均衡），运动（约5000步/天），心态（积极≥60℃）。

以上三味，每天适量。按《中国公民养生保健素养》要求："饮食要注意谷类、蔬菜、水果、禽肉等营养要素的均衡搭配，不要偏食偏嗜。"根据自己的体质，采取适合的运动方式。脑力劳动人员建议每天步行5000步左右。控制和调节好情绪，保持平和的心态。年轻人应培养良好的兴趣和爱好，追求平衡、自然、健康的生活。作为公民，做到爱国、敬业、诚信、友善，积极乐观地工作和学习，提高生命质量。

"但愿世间人无病，何愁架上药生尘。"这是中医药工作者的一片丹心。

（吴冬衡）

抗骨质增生丸的创制

云南产抗骨质增生丸，是从吉林引进的。

吉林医科大学第四临床学院骨科的医师刘伯龄，1966年起，用中医药治疗各种骨质增生病。

之前，骨质增生病，多称"增生性关节炎""骨关节炎"或"退化性关节炎"，被认为是"不治之症"。治疗这个病，一向认为是"有困难的"。许多医生望而却步。

刘伯龄想，骨质增生是工农兵群众的常见病，得找个方子才行。于是，他开始亲自参加临床，摸索药方。

开始治疗的时候，刘伯龄采用的是大方小药（药味多、剂量小）、大包围（照顾面大），服的是汤药，总怕药效不周。结果，这种漫天撒网的办法，没抓住主要矛盾，所以疗效不显著。后来，刘伯龄认识到，《内经》说："五八肾气衰，发堕齿槁"，骨质退化的病因在肾气虚衰。肾虚是内因。他抓住这个根本，采取以补腰肾为主，以通经络为辅的治疗原则。经过反复改进，逐渐把主功药物突出来，辅助药物相应减少，渐次筛选，由原来的十七味药减到十二味、十味，最后只用七味药（熟地黄、鸡血藤、淫羊藿、骨碎补、肉苁蓉、鹿衔草和莱菔子）；由汤剂改成蜜丸，又由蜜丸改做浓缩丸；从用量大到用量小，越来越精准，效果逐渐提高。

1971年4月19日，诊室来了一位宁姓干部，42岁。他说：下腰痛已两年多，不能久坐，平卧翻身痛甚，晨起时腰痠痛，且觉板硬不适，近来加重。刘伯龄检查到，他腰活动轻度受限，自带的X片显示腰椎2、3、4椎体前缘唇样增生（腰4骨刺显著）。诊断为：增生性脊椎炎。《黄帝内经》说："腰者，肾之府，不能久立，行则振掉，骨将惫矣。"受此启发，刘伯龄大胆用自称的骨质增生丸120丸。服用两个月后复查，病人自述症状显著好转，平卧转身均不觉得疼痛。自带的X片显示：腰4骨刺基本吸收。"这种情况极少见"，刘伯龄惊喜，这是用对药了。吩咐继续服用骨质增生丸120丸。到1972年末随访，已无任何症状，恢复原工作了。

经过1100例的使用，获得了满意的效果。刘伯龄在1973年第2期《新中医》上介绍《运用祖国医学理论治疗骨质增生病的体会》。刘伯龄说："它之所以能治疗骨质增生病，是它使退化的骨质得到物质的填充而修复。这是治疗本病的'本'。同时经络又赖以得到畅通，筋脉得到舒展而祛痛。这是'通经镇痛'治其'标'。"

文章发表后，各地读者纷纷去信，询问这药方的配方、制作和用法。刘伯龄无私地把该药的配方制法在1974年《新中医》第4期上公布。那时，刘伯龄所用的药丸是该院药厂自制的，供应量少。

因群众需要，吉林、辽宁、黑龙江、山西、内蒙古、广东、广西、陕西等省区纷纷制出该药的丸剂、片剂、糖浆剂，有的称骨质增生丸，有的称抗骨质增生丸。

1989年5月，《全国中成药产品集》收载各地生产的（抗）骨质增生丸。同年定名为"抗骨质增生丸"，载入《卫生部药品标准·中药成方制剂》第一册（WS$_3$-B-0084-89），作为各地生产的标准。该标准在原方基础上增加狗脊和女贞子两味药材，以牛膝代鹿衔草，共九味药材。抗骨质增生丸的功能与主治是："补腰肾，强筋骨，活血，利气，止痛。用于增生性脊椎炎（肥大性胸椎、腰椎炎）、颈椎综合征、骨刺等骨质增生症。"

1992年昆明获得云南省卫生厅的生产批准文号，开始生产抗骨质增生丸（浓缩大蜜丸）。2013年12月，抗骨质增生丸获得"昆明市名牌"产品称号。

（钱进）

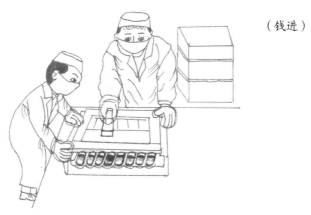

泻肝火的苦胆草片

苦胆草片是云南优势产品。目前，全国有37家药厂有苦胆草片的生产批文，其中，云南就有19家药厂有生产批文可以生产苦胆草片。云南这么多药厂可以生产苦胆草片，得益于云南有苦胆草的资源。

苦胆草片的原药材是苦胆草，又名龙胆草，因产自云南，又称"滇龙胆"，即坚龙胆。目前，滇龙胆已建成具有一定规模的规范化种植基地，如临沧州的云县和临翔区、红河州的红河县等是云南省食品药品监督管理局和云南省科技厅认定的"云药之乡"。苦胆草片使用的就是云南地道药材滇龙胆，质量优良。

民间流传着龙胆草的来历。很久以前，放牛娃曾童的干娘是修炼千年能变人形的蛇精。曾童用干娘的胆汁治好了太子的黄疸病。不巧，公主也得了同样的病。曾童想故技重演。这次干娘已知曾童的用意，给他一枚针和一个空瓶，还交代说："你这次取汁，只能用针戳一下，勿贪多！"干娘现了大蛇的原形，曾童钻入干娘肚里，刺了一下，用瓶接了胆汁，偏偏这时他贪婪地想：娘啊娘，别小气，让儿多取点吧！他一连猛刺几针。大蛇疼痛难忍，嘴巴一闭，肚子一缩，打了几个滚，昏迷过去了。曾童呢，被活活闷死。蛇娘苏醒，觉得恶心，大口大口地吐了起来。胆汁吐到草上，就成了"蛇胆草"。民间称蛇为小龙，所以又叫"龙胆草"。

云南各族人民很早就使用滇龙胆，他们对滇龙胆有不同的称呼。例如，彝族称为"得卡西"，白族称为"涩苦坛"，拉祜族称为"突希利"。明代医药学家兰茂的《滇南本草》记载："龙胆草，味苦，性寒。泻肝经实火，止喉痛。煎，点水酒服。"《云南中草药》收载龙胆草，民间主治："上感高热，扁桃体炎，结膜炎，口腔炎，肺炎，肝炎，痢疾，胃炎，大肠下血，痔疮，泌尿道感染，疮痈，每用三钱（9克），水煎服。"此外，我的家乡弥渡县的人还用来治上火引起的牙痛，泡水当茶服。

苦胆草片，用坚龙胆制成片剂，使用方便。苦胆草片的功能和主治是："清热燥湿，泻火。用于目赤口燥，咽喉肿痛。"

20世纪中期，苦胆草片载入《云南省药品标准》（1978—1980版），有了生产工艺和质量标准。1982年10月，云南省卫生厅批准昆中药生产（滇卫药准字〔82〕3-101）。1993年载入《卫生部药品标准》（第8册）。

苦胆草片的一个特点是包糖衣。药工常说，苦胆草片是一颗颗真正的"糖衣炮弹"。包糖衣是用旋转的糖衣锅在片芯上包裹一层以蔗糖为主要材料的衣层，目的是隔开其苦味，变苦为甜，还起到防潮、耐久的作用。这项工艺技术一直传承下来。如今，片剂包衣的制作技艺已是中医药非物质文化遗产代表性技艺。

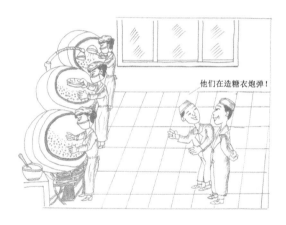

他们在造糖衣炮弹！

近年来，对苦胆草片的研究有新的发现。如昆明医学院云南省天然药物药理重点实验室张恒丽、王殿华在《昆明医科大学学报》2006年第2期发表的《治疗SARS云南产的中成药物筛选研究（摘要）》一文，研究结论说："黄藤素片、苦胆草片可作为防治SARS（'非典'），降低死亡率，缩短病程的有效药物。"

服药期间应忌口：①饮食宜清淡，不吃辛辣刺激性食物，多喝水。②戒除烟酒。③坚龙胆大苦大寒，少量应用有健胃作用，能增强食欲，治疗食后腹胀，但它毕竟是苦寒之品，多服每易败胃，故不宜多服、久服。④凡脾胃虚寒及肝经无实热者忌用。

（白丽红）

利胆排石片，吃货惹嘴边

随着体检的普及，体检表上常常列出胆石的尺寸。看到这些，不明真相的"吃瓜群众"没有一个不被吓倒的。其实，胆石症并不可怕，应冷静对待。

胆囊炎和胆石症是消化系统常见病。医学认为，二者常同时存在，并互为因果。胆囊炎是胆囊的慢性炎症病变。绝大部分的胆囊炎患者，胆囊内有结石存在。胆石，不会凭空而来，它是由胆固醇、胆色素、钙盐等构成的球状物。这些物质，平时就存在于体内，只是未结合在一起而已。用术语讲，只是胆固醇与胆汁浓度比例更低，还没有结块而造成胆汁淤塞和停滞。反过来讲，胆固醇与胆汁浓度比例增高，出现结块而造成胆汁淤塞和停滞，就出现胆囊炎或胆结石。根据各人的体质不同，结石的程度不同。

究其病因，是由于嗜食辛辣，过食肥甘炙煿，或嗜酒太过，酿成湿热，影响肝胆使之疏泄失常，胆汁排泄不利，郁积日久，则蕴结成石，发为肝胆结石。若湿热下注，蕴结下焦，日久煎熬积结则可形成肾或膀胱结石。胆囊炎和胆石症的核心病机为湿热内蕴，也就是，身体感受外邪，饮食不节，情志不畅，或脾胃失调，积聚日久不消所致。从根本上讲，胆结石是吃货们惹出来的。

治疗胆囊炎和胆石症，中西医结合能发挥较好作用。例如，韩雪梅在《临床医学》2013年第11期报道，应用胆维他和利胆排石片等治疗，同时给以解痉镇痛等症治疗，对成人胆总管结石治疗1~6个疗程后，计算机断层扫描（CT）或彩超提示结石均排出。

利胆排石片，是治疗胆囊炎和胆石症的常用药。利胆排石片的处方为：金钱草、茵陈、黄芩、木香、郁金、大黄、槟榔、枳实（麸炒）、芒硝、厚朴（姜炙）。功能与主治为："清热利湿，利胆排石。用于湿热蕴毒、腑气不通所致的胁痛、胆胀，症见胁肋胀痛、发热、尿黄、大便不通；胆囊炎、胆石症见上述证候者。"利胆排石片的特色是使用了金钱草和茵陈利尿利胆。金钱草在民间就用来排石。

从前，在江南山村，一对勤劳大妇生活美满，突有一天，丈夫腹上部疼痛难忍，高热不退，没几天便去世了。一郎中路过，经同意剖开死者疼处，见一石子堵住胆口，知是小石子引起胆汁结郁，发炎而亡。妇人思念丈夫，将这块胆石用布袋装着挂在腰间。一连几天，妇人在山上割猪草，劳作缓解了悲伤。有天到家时，却发现袋里的石已化去一半，很惊奇。问郎中，郎中了解缘由后，推定是猪草的缘故，兴奋地说："胆石病有救了！"郎中用这种草治结石，效验神奇。因草叶似铜钱，取名"金钱草"。

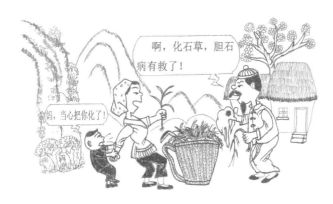

云南名医胡少五善用金钱草治胆石症。他在《云南省老中医学术经验交流会资料选编》（1973）里说："胆石症可用礞石滚痰丸，常服结石消失。用下方有舒肝利胆、镇痛之效，治胆结石亦好。"方中用金钱草、郁金、延胡、鸡内金等配伍使用。

利胆排石片为纯中药，能溶解结石，具有抗炎、镇痛、利胆排石、抑制胆石形成等作用。毒副作用小，比其他排石汤更易携带。

不过，吃利胆排石片不是治本之策，还得管住嘴。提醒吃货们在享受美食之时，不忘老祖宗的告诫。什么告诫？就是"饮食有节，起居有常，不妄作劳"。三句话，关键是一个"节"字。节，可理解为节制、节律和节支。意思是说要节制饮食，切忌暴饮暴食；吃有节律，定时就餐；节支体力，不透支身体或胡乱减肥，否则胆汁分泌紊乱，最终会惹石上身。

（白丽红）

女金丸撑起"半边天"

古时一青年王福听说近处高山上有好药，想去采摘。母亲阻挡说："成婚后再去。"成婚后，王福决定上山，临走前对媳妇说："我如果三年不归，你可另嫁。"三年过去，娘以为儿已死去，劝媳妇另嫁。谁知改嫁不到半月，王福归来。王福本想卖药为媳妇买衣，现在只有将药送给媳妇。媳妇哭诉道："三年当归你不归，片纸只字也不回。如今我已错嫁人，心如刀割真后悔！"媳妇将药全部吃下，想中毒而死，谁知竟治好了妇科病，又活了下来。后来，人们把唐诗中"胡麻好种无人种，正是归时不见归"中的"当归"作了这味药材的名称。

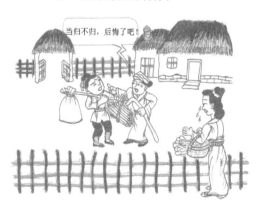

当归为妇科良药，宋代《普济本事方》又称之为佛手，比喻它的疗效神奇。历代医家多用当归配伍，治疗妇科病。女金丸就是其中之一。

女金丸的功能与主治是："益气养血，理气活血，止痛。用于气血两虚、气滞血瘀所致的月经不调，症见月经提前、月经错后、月经量多、神疲乏力、经水淋沥不净、行经腹痛。"这段话，值得姐妹们多加注意。其中的内容，你懂的！

女金丸属于非处方药（药盒上标有"OTC"字样），可到附近的零售药店、卫生院购买，使用便捷。

30多年前，零售药店有限，药品可及性低，特别是偏远地区缺医少药严重，只能写信、打电话到厂家邮购。自2000年1月1日起国家实施《处方药和非处方药管理办法（试行）》以来，将应用安全、疗效确切、质量稳定和应用方便的药物列为非处方药。非处方药由百姓自行判断购买和使用。之后，零售药店布点越来越多。带上医保卡，到药店就能买到非处方药，使用更加方便。

女金丸的供应充足。根据国家食品药品监督管理局数据，女金丸在全国有108个批准文号。云南昆中药、云白药、腾冲东方红等多家药厂生产，货源有保障。

2009年和2017年女金丸被连续列入国家医保目录和各省医保目录。乡村和偏远地区的姨婶姐妹们都能用上。女金丸的普及撑起了更多的"半边天"，和谐的家庭更多了。

什么叫"气血两虚、气滞血瘀"。血对于气，具有濡养和运载等作用。如果失血过多、过久，血虚亏不能运载气，那么气可能随之而虚少，就形成气血两虚；如果情志不畅，肝气郁闷，不能推动血液运行，那么血液运载受阻，又形成气滞血瘀。这两种病因病机，在气血病中是较轻的。

气血两虚、气滞血瘀引起的月经不调，除上述主治的症状外，还表现为少气懒言、乏力自汗、心悸失眠、面色苍白或萎黄、头晕目眩、四肢倦怠、舌质淡嫩、脉象细弱等症状。用女金丸前，应辨清这些症状。

现代药理实验表明，女金丸对子宫具有舒张作用[1]。女金丸，除单用外，联合用药在临床上也取得满意效果。例如，有的医生，用女金丸合大黄䗪虫丸治疗月经后期，疗效满意[2]。

还有几点要注意：①湿热蕴结、阴虚火旺所致的月经失调，不宜使用。②本品含有活血药物，孕妇禁用。③月经量多者，服药后经量不减，应请医生诊治。④服药期间忌食寒凉之品。

（吴叶）

---

[1]　毕明，陈奇，吴卫青，等. 女金制剂对子宫活动的影响[J]. 中国临床药理学与治疗学，2002（01）.

[2]　朱培艳. 女金丸合大黄䗪虫丸治疗月经后期97例[J]. 中国民间疗法，2006，14（09）.

小活络丸——祛风除湿大功效

1958年，刘珍、李正文等青工进厂工作。厂里召集青工开会，请两位师傅讲中药。"南星一把伞，半夏三个叶。"师傅的话，给青工留下深刻印象。五十多年后的今天，被命名为云南省省级非物质文化遗产项目代表性传承人的老药工刘珍，仍记忆犹新。师傅讲起李时珍辨南星的故事。

一天傍晚，李时珍刚出诊回来，邻村的胖子就来请他去看病。说妻子病了，找了王医生看过，吃了药，现在昏昏沉沉躺在床上。李时珍赶到胖子家，仔细看了药方，又核对了药渣。在药渣里发现有"虎掌"，而方子里没有写过，是药铺配错了药。"虎掌"有大毒，所以令人昏昏沉沉。胖子要找药铺算账。李时珍一把拉住胖子说："也不能全怪药铺。有的书说南星又名虎掌，有的书里又说'漏篮子'也称为虎掌。"药铺的错，根源在书上。李时珍重新开了药方，为病人解除危险。为避免悲剧重演，李时珍花了27年著成《本草纲目》，去伪存真。

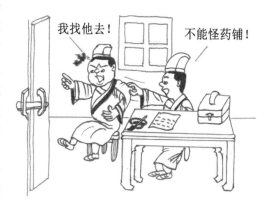

南星的细粉与牛羊或猪胆汁经发酵加工而成的半成品，称"胆南星"。经过加工，减毒增效，胆南星通络止痛的功效仍可利用。胆南星是制造小活络丸的药材之一。小活络丸的处方是：胆南星180克、制川乌180克、制草乌180克、地龙180克、乳香66克、没药66克。

小活络丸的功能与主治为："祛风散寒，化痰除湿，活血止痛。用于风寒湿邪闭阻、痰瘀阻络所致的痹病，症见肢体关节疼痛，或冷痛，或刺痛，或疼痛夜甚、关节屈伸不利、麻木拘挛。"

之所以称为小活络丸，有两层意思：一是该药每丸3克，相比于一般的9克大蜜丸，药量较小；二是指这方药的组成成分仅有六味药材，较十多味以上的处方（如清代《兰台轨范》的大活络丹有五十味药），也可谓小。虽谓小活络丸，但因为大胆使用峻猛之药，精心配方，组方经典，故亦有大功效。

中医讲，风邪外侵，兼夹寒、湿、痰邪，侵入肌肉、经络、筋骨、关节等处而致病，症见头痛、口眼㖞斜、语言蹇涩、关节痠痛、麻木不仁、屈伸不利，就是痹病。痹病，也就是西医讲的风湿性关节炎、类风湿性关节炎、骨质增生所致的腰疼、腿痛、颈痛、上肢痛等病。

痹病的病因，往往由风、寒、湿、痰等外邪引起。风为百病之长，风病的范围很广，变化复杂。若人体正气不足，腠理疏松，则易感受外界风邪，发生风病。风病分为"外风"和"内风"两大类。外风是指风邪浸入人体，留于肌表、经络、筋肉、骨节等所致。内风大多是指内脏病变所致的风病，病机有肝风上扰、热盛动风、阴虚风动及血虚生风等。痹病患病率高，病程长，严重的行动受限，对生活影响较大。在治疗上，外风宜疏散，内风宜平熄。

小活络丸是内外兼顾、标本兼治的药，既通过疏通经络而缓解疼痛，又从根本上祛除风、寒、湿邪。药性温燥，药力峻猛。对症治疗，能收到良好的效果。

小活络丸是经典组方。出自宋代《太平惠民和剂局方》活络丹，经近千年的流传和应用，如今收载在《中国药典》中。该药能流传至今并发挥作用，可见其疗效之稳定。如今，在云南有昆中药等两家药厂可以生产小活络丸。

小活络丸具有良好的祛风除湿作用，但是使用时，一定要对症选用，严格按说明书并在医师指导下服用，方能安全地解除风湿之痛。

（金凌）

消栓通络片治缺血性中风

消栓通络片，顾名思义，是一种消血栓、通经络的中成药。

消栓通络片的功能与主治为："活血化瘀，温经通络。用于瘀血阻络所致的中风，症见神情呆滞、言语謇涩、手足发凉、肢体疼痛；缺血性中风及高脂血症见上述证候者。"这是说明书上的话。

中风是由于感受内外风邪所导致的疾病，分内风和外风。内伤疾病，西医一般称为脑卒中、卒中。内中风又分为出血性中风（脑溢血）和缺血性中风（脑血栓）两种。前者主要是脑血管破裂出血引起的；后者是脑血管栓塞引起缺血、缺氧。二者的治疗原则不同。二者都因发病急、变化快，如同风一样，而称为中风。

缺血性中风的发病机理是怎样的？从西医角度，多因血液中脂质过多或其他原因导致血液黏稠度增高而瘀堵，或凝血机制异常；脑动脉血管粥样硬化，管腔狭窄及脑外因素如颅外形成的栓子；颈椎病等导致脑供血不足，或脑血管堵塞，引起某脑组织缺血缺氧坏死，从而形成中风。中医认为，多因气虚血瘀所致。

缺血性中风的症状，依据脑缺血的程度、脑梗塞的部位、栓子的大小及个体差异的不同而表现各异。共性的症状是：多为头昏，头痛，眩晕，麻木，神情呆滞，语言不利，口眼歪斜，舌塞流涎，半身不遂，手足发凉，肢体疼痛，甚至神迷昏仆等。

中风的诊断，除临床表现外，医院多用电子计算机断层扫描（CT）、核磁共振成像（MRI）等仪器检查，来确诊。缺血性中风和高脂血症，可用消栓通络片。

消栓通络片由川芎、丹参、黄芪、三七、桂枝、郁金、木香、泽泻、槐花、山楂和冰片组成。方中川芎行气活血，祛风通络，为君药；与其他药一起配伍，诸药合用，共奏活血化瘀、温经通络之功。

药理研究揭示，消栓通络片具有降血脂、抗血栓形成、改善血液流变学、改善微循环等作用[1]。本品有降血脂和抗血栓的作用，所以，孕妇禁用，出血性中风禁用。

云南产消栓通络片是仿制而来的。北京同仁堂的中药西制起步较早。1952年，北京市副市长、同仁堂经理乐松生本着走中药生产科学化的道路，创建同仁堂中药提炼厂。次年，研制成功我国中药史上的第一代片剂银翘解毒片、香莲片、女金丹和黄连上清片。1980—1985年，北京同仁堂中药提炼厂根据传统验方，制造了消栓通络片。1990年，消栓通络片收入《中国药典》。《中国药典》规定，消栓通络片每片的

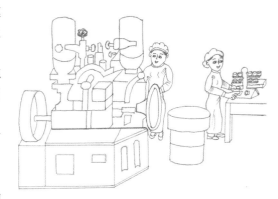

三七含量，以人参皂苷Rg1（$C_{42}H_{72}O_{14}$）计，不得少于1.8mg。质量标准更加科学。之后，全国各省区均仿制该药。1992年3月，昆中药获得生产消栓通络片的批复，制造并供应市场。进入21世纪，云南有昆中药、腾药、龙发、昊邦制药等4家药厂可以生产该药。

2010年，消栓通络片列入《国家医保目录》乙类，属于内科祛瘀剂中的化瘀通脉剂。2019年，消栓通络片列为处方药，需凭医师处方开具和使用。

预防中风，平时应注意调养，少食肥甘，少吃胆固醇含量高的食物，合理运动，控制体重。适时体检，了解血脂、血黏度及身体各方面情况，并做相应的处理。按时睡觉，注意劳逸结合，保持愉悦心情。

（吴冬衡）

① 艾明，穆杰. 消栓通络片的药理作用研究[J]. 黑龙江科技信息，2013（18）.

养血安神颗粒的一次店员接待

最近，我接待了小张等20多名店员来厂参观。车间里，工人正在进行养血安神颗粒的干燥操作。一名工人走到控制箱旁，按动电钮，喷雾干燥器开动起来。透过干燥器身上的玻璃孔，湿颗粒被压缩空气从下往上吹喷起来。工人说："湿颗粒在热空气的吹动下，悬浮起来，温度远低于一般干燥箱的温度，干燥时间也不长，水分很容易蒸发。"不一会儿，干燥结束了。干燥后的颗粒转到了下道工序。"哦，没想到是这样干燥的！我还以为是用类似家里的烤箱干燥的。"小张说。

店员看到的是养血安神颗粒的生产。机械化极大提高了制药效率，也提高了药品质量。"知道这个药吗？"我问小张，她说："不是很清楚。"

在外包车间参观时，我把这个药的说明书给小张看。说明书上标着：[成分] 仙鹤草、熟地黄、首乌藤、墨旱莲、地黄、鸡血藤、合欢皮。[功能与主治] 滋阴养血，宁心安神。用于阴虚血少所致的头眩心悸，失眠健忘。说到仙鹤草，有个传说。

古时候有两个秀才，进京赶考。路上一个秀才流鼻血，用纸塞，用头巾堵，都无济于事。来到棵大树下，草丛中飞起一只仙鹤。秀才顺手

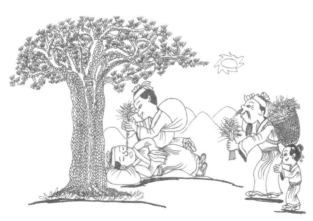

揪起一把草叶，搓成条，塞进鼻里。没想到，鼻血竟然止住了。后来，两秀才考中，回忆起来，便把这草叫作仙鹤草。仙鹤草，云南称黄龙尾，《滇南本草》记载彝族等少数民族用它来收涩止血。楚

雄大姚县主产仙鹤草，大姚因此被评为"云药之乡"。

"我奶奶用过。"小张说。"是呀，中老年人阴虚血少，适合用这个药。"我说。

"阴虚血少有哪些表现？"小张问。我说：中医认为，阴是指体内的体液，包括血液、唾液、泪水、精液、内分泌及油脂分泌等；阳则指身体的机能。虚，就是少的意思；阴虚是体液少。

阴虚的人表现为，身体呈缺水状态，初起出现眼干、鼻干、口干、皮肤粗糙或者头发干枯。病情较严重时，则出现不寐（睡不着觉）、心悸（心惊）、多梦失眠、夜间盗汗、头晕眼花、腰膝酸软、小便次多量少、手足心发热、耳鸣等症状。此外，阴虚体质者还容易"上火"，表现为性情急躁、心烦易怒、说话难以平静、情绪容易失控、动不动就"发咆燥"。

治疗的方法，一般以滋阴为主。养血安神颗粒就是滋阴养血的中成药。

回到办公室，我把养血安神颗粒的研究资料递给店员。一份是方鸿时在《浙江中医杂志》2008年第11期上的报道，题目是《养血安神颗粒治疗功能性失眠症26例》，结论是：养血安神颗粒治疗功能性失眠症疗效较好。另一份是胡青、冯睿等人在《中药新药与临床药理》2015年第4期上的质量分析研究，题目是《养血安神颗粒的质量标准研究》，养血安神颗粒质量稳定可控。

我继续解释：阴虚的人，除用药外，应注意饮食。多吃一些滋补体液的食物，如白菜、芥蓝、山药、豆腐、牛奶、绿豆、芝麻、藕粉、黑木耳、银耳、桃子、李子、甘蔗、黄瓜、西瓜、百合等，沿海的朋友可选用乌贼、甲鱼、海参、鲍鱼、螃蟹、牡蛎、蛤蜊、海蜇等。这些食品多甘微寒，性平凉，有滋阴补气的功效。

阴虚火旺的人，应少吃小米辣等辛辣的东西。火锅、煎炸、烧烤的食物应少吃，热性水果如桂圆、荔枝也应少吃点。

小张说："从现在我就要预防，免得年纪大了，睡不着觉！"送走参观的店员，我整理着药品资料，愿所有人都能睡得香甜。

（谢荣保）

元胡止痛片的大数据浏览

大数据浏览是目前较为便捷的知识搜索方法。我用大数据浏览技术，为小伙伴们整理了元胡止痛片搜索的结果，亲，值得一看。

以时间顺序，让我们来看看元胡止痛片的数据。的确，它经历了从无到有、从少到多的积累历程。最初，组成这个中成药的元胡，这株开紫红色花、长着狭长卵形叶片的草，人们并不知道有什么用处。小草在风中花开花落，不知过了多少年。传说，一个无儿无女的老汉，上山砍柴，跌倒昏了过去。醒来时，伤得已经站不起来。老汉饥不择食，在几颗草下刨出几个黄灿灿的东西吃。慢慢竟能站起来。一瘸一拐回到家里，老伴问他，是什么救了他？他想了想，这东西圆滚滚的，便回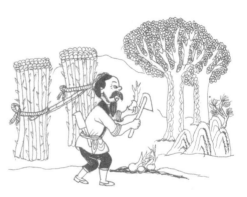答说圆葫芦。久而久之，人们叫它元胡。古代多以音记文，有时也记为延胡索、玄胡、玄胡索。从此，小草有了名称。

又不知过了多少年，到了宋代，朝廷派人校正医书，刘翰和马志等人才把元胡载入《开宝本草》一书。书上说：延胡索"味辛，温，无毒。主破血，产后诸病因血所为者，妇人月经不调，腹中结块，崩中淋露，产后血晕，暴血冲上，因损下血"。元胡的功用更加具体。南宋时期，元胡使用越发普遍。医师严用和编纂的《济生方》收载了延胡索汤，用延胡索配当归等药材，来行气活血，调经止痛。

到了明代，皇宫里的荆穆王妃胡氏，有一次吃了荞麦面，又发火，于是心痛难忍，大便三天都不通。御医给她玄胡索三钱（9克），用酒调后服下，一会儿，大便畅行，心痛止住。李时珍的《本草纲目》记载了这个故事。此后，元胡止痛，扩大到民间。浙江民间把这颗野草取回来栽培，逐渐扩大了产量。还把元胡索的块茎炮炙后，做药材，专供药铺出售。

现代，以元胡配伍的中成药如雨后春笋般发展起来。特别是中华人民共和国成立后，1963年延胡索（元胡）收载进入《中国药典》："本品为罂粟科植物延胡索的干燥茎块。"用延胡索和白芷组成的元胡止痛片，载入1990年《中国药典》。此后各版《中国药典》均收载，成为生产的质量标准。

目前，全国各地均有元胡止痛片生产。在国家食品药品监督管理局数据查阅，可看出，全国发放共有245份元胡止痛片产品批文。云南有昆中药、云河药业等企业有生产批文。

元胡止痛片的功能与主治为："理气，活血，止痛。用于气滞血瘀所致的胃痛、胁痛、头痛及月经痛。"市场上，该药的剂型丰富，除片剂外，还有颗粒、软胶囊、口服液和滴丸等剂型。

元胡止痛片的科学技术研究不断深入，取得大批成果。万方医学网输入"元胡止痛片"，可获得114篇学术论文（截至2013年12月底）。内容涉及临床应用、药理、毒理、工艺技术、质量控制等各方面。例如，药理研究，已经证实元胡止痛片具有镇痛、改善血液流变性、改善微循环、镇静等作用。注意事项：①脾胃虚寒及胃阴不足胃痛者忌用。②方中含有活血、行气之品，故孕妇慎用。

小伙伴们，跟我浏览了元胡止痛片，有什么体会？俗话说，十病九痛。同学们如有小痛小病，不妨试试元胡止痛片。

（吴叶）

银翘解毒片的转型升级

1968年，19岁的张元昆和同事姚国华等人，被昆明市药材公司所属的药材加工厂派到昆明制药厂学习片剂生产技术。那时加工厂还没有片剂生产线。"学提取、浓缩、制粒、压片、包衣这类技术。"国家级非物质文化遗产"昆中药传统中药制剂"代表性传承人张元昆回忆说："学得认真，每个细节的问题和方法都不放过。不懂就请教师傅。时刻跟在师傅后面学。"学了半年，回到厂里，厂里才开始试制片剂。"银翘解毒片、牛黄解毒片就是那时试制出来的。"通过几年的准备，1972年，该厂的片剂生产线正式运行。

片剂是从散剂发展而来的。它经过散剂到丸剂，再到片剂不断地转型升级，从而成为现在薄薄的、圆圆的样子。它的转变是我国中药现代化的典型样本。

银翘解毒片源自银翘散。银翘散是清代吴鞠通《温病条辨》用来治风温、温热病的常用药。那时银翘散的散剂，实际上是"煮散"剂。就是先做成散剂，再煎煮，去渣取液的一种汤剂。这种汤剂从宋代流传下来，为医师所常用。

其中连翘有清热解毒的功效，是民间常用药材。相传一个冬春季节，刘家村突然流行瘟疫。父母被夺去了生命，仅留下小姑娘连翘一人。邻居把连翘带到家里，给她吃穿。连翘想一定有治瘟疫的药。穿过深山老林，连翘终于找到了黄花绽放，金光灿灿的药果。回到村里，她把药果晒干，用筛子筛去灰碎，熬煮给大家吃。结果救活了许多邻居。于

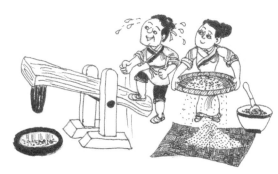

是，邻居把这种药材叫"连翘"，瘟疫也渐渐退去。

从银翘散变为银翘解毒丸是何时而起，难以考证。丸剂较近的制法，是1963年《中国药典》银翘解毒丸。当时，还是丸剂。多数药厂以生产银翘解毒丸为主。

之前，一些地区已试制其片剂。如1953年北京试制出银翘解毒片、香莲片等一批片剂中成药。此后，各地相继试制出银翘解毒片和其他中成药的片剂。

有了银翘解毒片的生产经验，1974年，《云南省药品标准》把银翘解毒丸和银翘解毒片两个剂型同时收载。这个标准既保留传统剂型——丸剂，也吸收了现代剂型——片剂，因为当时同时生产这两个剂型。

丸剂改为片剂，药的适应人群更广了。如今，全国各地都有药厂生产银翘解毒片。全国总共有211个银翘解毒片生产批文。云南省有昆中药、腾冲制药等10多个药厂生产银翘解毒片。

银翘解毒片的功能与主治为："辛凉解表，清热解毒。用于风热感冒，症见发热头痛，咳嗽口干，咽喉疼痛。"这是使用说明书的话，指明了药的适应症。

现代研究表明，银翘解毒片具有解热、抗菌、抗病毒、抗炎、镇痛的作用。常用于治疗流行性感冒、急性扁桃体炎、急性咽炎、麻疹初起以及乙型脑炎、流行性脑脊髓膜炎、腮腺炎等属温病初起，邪郁在肺的疾病。

退休之前，张元昆把宝贵的制药技艺传给徒弟们。薪火相传，银翘解毒片的制造技术在药工手中不断改善。加之，先进设备，如MVR浓缩器、真空干燥箱、高速压片机、自动包装机等制药设备的运用，片剂技术更加稳定，生产效率大为提高。进入21世纪，中药智能制造日益深入，银翘解毒片生产工艺技术更上一层楼。

剂型升级换代了，银翘解毒片辛凉解表，清热解毒的本质没变。这正是：

银翘解毒温病辨，薄荷荆芥豆豉见；牛梗草叶芦根参，辛凉解表第一官。

（谢荣保）

首乌延寿片的制造回放

首乌延寿片的说明书：〔成分〕制何首乌干浸膏。一些朋友问我，这是一味药吗，怎么还加一个"制"字？浸膏是怎样制成片剂的？要解开这些谜团，还得从这个药的制造过程说起。

如果制药过程被全程录像，现在快速回放一下，大家就明白了。

先看"制何首乌干浸膏"。"制何首乌干浸膏"是制何首乌的提取物，因为何首乌的生品、熟品及各种炮制后，功效不一样，因而国家药品标准（WS-11445〔ZD-1445〕-2002-2015Z）对此做了具体规定，按标准制成的"制何首乌干浸膏"，才能作为首乌延寿片的原料。

按标准，整个"制何首乌干浸膏"制造过程分两步，首先将生何首乌制成熟何首乌。这步分为：除去杂质——分档——洗净——浸泡——沥水——润透——蒸——焖等十五六道工序。再将熟何首乌制成干浸膏粉。先后做煎煮——煎液——静置——过滤——浓缩——干燥——粉碎等操作。这是一个简略的过程，实际要复杂得多。比如，蒸，就要"如此反复蒸制4天，焖4夜"。经过两个步骤得到的干粉，作为制造首乌延寿片的原料。

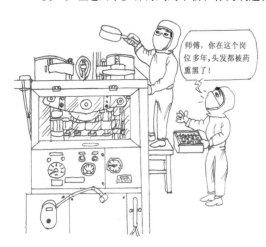

师傅，你在这个岗位多年，头发都被药熏黑了！

再看浸膏怎样制成片剂？有了"制何首乌干浸膏"，再经过制粒——压片——包衣等几步，药片就出来了。昆中药公司彭丽媛师傅开压片机已经有20多年了，包括首乌延寿片在内的许多片剂都是她和同事们生产的。彭师傅的头发乌黑发亮，虽然身材娇小，却手上有力。"是首乌延寿片给熏的。"徒弟开玩笑说。

不过，首乌延寿片确有乌发的功效。首乌延寿片的功能与主治为："补肝肾，养精血。用于肝肾两虚，精血不足而致的头晕目眩，耳鸣健忘，头发早白，腰膝酸软。"

首乌延寿片为制何首乌干浸膏制成的片剂，处方中何首乌（制），性苦、甘、涩，微温，补肝肾，益精血，乌须发，强筋骨，化浊降脂；温而不燥，补而不腻。用于血虚萎黄，眩晕耳鸣，须发早白，腰膝酸软，肢体麻木，崩漏带下，高脂血症。首乌延寿片用机械生产，质量稳定，服用方便。

40多年前，云南还没有把首乌制成片剂的条件。直到20世纪70年代初，云南的制药企业才逐渐把首乌制成片剂。1974年，《云南省药品标准》收载"首乌片"。经过几代制药人的研发，2002年上升为国家标准，2015年转为正式标准。标准和制造相互促进，首乌延寿片的制造技能日趋成熟，产量也不断扩大。目前，全国有84家药厂有生产首乌延寿片的批文，云南有昆中药、植物药业等8家企业有生产批文。

回溯500多年，何首乌多制成丸剂和煎剂。明代云南医药学家兰茂《滇南本草》记载："何首乌、苦参等分，酒洗，共为细末。皂角水泡……为丸""何首乌墨汁煎""日煎夜露……七天后方可用。"李时珍《本草纲目》有"九蒸九晒"的记载，也为丸剂。

再往前回放，1100多年前，何首乌制成粉末服用。唐代李翱《何首乌传》记载，顺州南河县人（今河北邢台一带），有个叫何首乌的人，他的祖父名为能嗣，能嗣因醉，夜卧山野，见有藤二株，苗蔓相交，惊讶异常，次日，遂掘其根归。"遂杵为末，空心酒服一钱，服数月似强健。因此常服，又加二钱服之。经年旧疾皆愈，发乌容少，数年之内即有子名延秀。秀生首乌，首乌之名因此而得。"那时，制法是"杵为末"，捣成粉末；用酒兑服。

从"杵为末"到"日煎夜露"，再到丸剂，最后到片剂，何首乌的制造和应用不断改进和完善，其价值和疗效也得到更好的体现。看完回放，再看首乌延寿片说明书，小伙伴们，你们还有什么疑问吗？

（孙蓉）

十全大补丸并不通补全身

十全大补丸是一个老药，也曾是个时尚药。一百多年前，昆明人就把十全大补丸作为老年人的滋补药。《云南省志·医药志》："清末民初，保龄药室制售的丸药，如固精保肾丸、十全大补丸、归脾丸、理中丸等，便畅销省内各地乃至东南亚一带，在民间颇享盛名。每逢过节，昆明远近郊的农民尤其爱到该店买上几盒滋补蜜丸药，或孝敬老人，或赠送亲友，既体面又实惠，竟自相沿成习。"

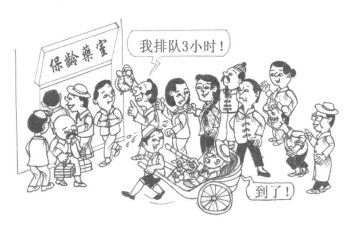

保龄药室是清朝光绪十八年（1892）由昆明人杨鉴衡、杨平山兄弟两人在正义路125号开设的药铺。2013年5月24日，85岁的老药工朱德昌告诉前来拜访他的几个年轻人说："中华人民共和国成立前，我就在杨衡源瀛仙药室当学徒，老板是杨瀛仙。还有另一家叫杨衡源保龄药室，老板是杨润生，是杨衡源药室的分店。"那时保龄药室是昆明的几家大药铺之一。

20世纪80年代，十全大补丸的药盒上，在注册商标旁，印有"原杨衡源名牌产品"几个字，说明其传承。追根溯源，十全大补丸来自宋代《太平惠民和剂局方》十全大补汤。不知何时传入云南，便一直生产至今。

有人说,十全大补丸通补全身。这是不对的。它不是什么都能补的,而是有一定的治疗范围。按照《中国药典》,十全大补丸的功能与主治为:"温补气血。用于气血两虚,面色苍白,气短心悸,头晕自汗,体倦乏力,四肢不温,月经量多。"十全大补丸是治疗气血两虚证的常用方。

全身虚症,分为气虚、血虚、气血两虚、阴虚、阳虚、阴阳两虚等不同类型。"虚则补之""损则益之"。相应的补益药又分为补气、补血、气血双补、补阴、补阳、阴阳并补等类。十全大补丸只是其中的第三类,气血双补的药,是用来补气血两虚的虚损症的。十全大补丸治疗的病也只在心、脾和肝三脏。

造成气血两虚的原因有很多,有的是体质虚弱,有的是久病失治,有的是病后失调,有的是失血过多,有的是妇女月经量多,有的是劳累过度,等等。气和血亏虚,常见症状是面色苍白或萎黄,头晕目眩,四肢不温,神疲气短。

针对这些病症,十全大补丸用熟地黄补血滋阴;党参补脾健中,益气生血,阳生阴长,共为君药。白术健脾益气;茯苓健脾利湿;黄芪健脾益气升阳,合以助君药开气血生化之源,黄芪补气健中;当归、白芍补养阴血,以阴配阳;肉桂补火助阳,鼓舞气血生长,共为臣药。川芎行气活血,使补而不滞,为佐药。甘草益气,调和诸药,为使药。十药相合,共奏温补气血之功(《中国药典临床用药须知》2010年版)。

十全大补丸的十全指组成这首药的十种药材。这十种药材就是八珍汤(四君子汤+四物汤)加肉桂和黄芪。这正是"十全大补最有灵,四物地芍当归芎;人参白术苓炙草,温补气血芪桂行"。

临床研究表明,十全大补丸有增强免疫功能、对抗癌药增效减毒和促进造血功能等作用[1]。西医常用于病后虚弱、各种慢性病以及妇女月经不调等属气血两虚的患者。有人发现它有抗衰老、治胃下垂、治慢性萎缩性胃炎、治低血压症等新功用[2]。

(刘艳)

---

[1] 黎明,朱丽青,吴秀华. 十全大补丸对环孢菌素A肝毒性的作用[J]. 中国临床药理学与治疗学,1998,3(3):192.

[2] 何国新. 十全大补丸的临床新用途[J]. 家庭中医药,2010(3):50.

头痛粉的升级药：阿咖酚散

乌蒙山麓的新田冲，驾驶员彭小云正发动车子，准备出发，母亲喊道："帮妈买几包头疼粉"，递上一个药袋，"像这样的"。彭小云接过药袋，上面印着个头像——一手扶头，愁眉不展，一行淡绿色的字"解热止痛散"。母亲不识字，见头像知道是"头痛粉"。

来到药店，店员说："这药已换代了，不叫解热止痛散，而叫阿咖酚散。"小云对比了新老药袋，两药组分不同，就问："怎么就咖啡因一样，其他两个都不一样？"店员告诉他："这是国家批准的，升级了。"彭小云半信半疑地买了两包。

回到家，小云找一位姓冯的执业药师，问个究竟。

小冯告诉他："真的。解热止痛散更名为阿咖酚散了。2002年起，使用阿咖酚散这个名称。之前，解热止痛散的曾用名很多，解热止痛粉、头痛粉、止痛退热散等。老百姓叫它头疼粉、头痛粉。国家推行药品通用名称，定了新名。"

对于组分问题，小冯解释道："你眼尖！新名之下，组分根据运用情况也调整了。老药袋上的乙酰水杨酸，是新药袋上阿司匹林的别名。老药袋上的非那西林，因为久服可引起药物依赖性，所以取消了，换成了对乙酰氨基酚。"

小冯接着说："阿咖酚散，是用中药的组分来命名的。阿，代表阿司匹林；咖，代表咖啡因；酚，代表对乙酰氨基酚。分别取其一个字代表一种成分，凑成新名。散，表示散剂，药呈粉末状。三种成分，除咖啡因外，其他两种都是用化学方法合成而得的。云南是茶叶、咖啡的主产地，小粒咖啡很有名。咖啡因，除人工合成外，还可从茶叶和咖啡等天然物质中提取。科学家们正在研究提取方法。"

"中医药强调整体观和系统观，阿咖酚散体现了这一精神"，小冯说，"阿司匹林是两个德国人发明的，西方用作解热镇痛药，历史悠久。但中国的阿咖酚散，除了阿司匹林外，还有两味药物，是复方制剂，比单方制剂优良得多，有中医药的整体优势。这一优势正在被西方人了解和接受。阿咖酚组合被美国、德国偏头痛协会确立为偏头痛的一线治疗方案。美国圣佛朗西斯科市头痛诊所，一个叫果得斯登的医师，研究后认为，布洛芬与阿司匹林一样是解热镇痛药，但用阿咖酚组合治疗偏头痛的效果，比布洛芬好，起效也更快。组合药比单一药要好。2006年5月，《中国医学论坛报》报道了这一结果。"

彭小云又问："我妈10多年前就用过这个药。我们云南人用它恐怕有六七十年了吧？"小冯说："我帮你问问药史专家。"

一位姓杨的先生告诉他们：云南使用头痛粉大致是在抗日战争时期。那时，上海、广州等地的医院纷纷搬到后方昆明。1938年，昆明的"光周医院"制售"头痛伤风散"成药，经云南省卫生实验处化验合格，准予使用。"头痛伤风散"等大批成药，经云南省后援会组织，各大小医院和药店捐出，送往抗日前线，为抗战的胜利立下战功。中华人民共和国成立后，位于光华街49号的昆明市商业局制药厂廖国民、牛婉华、李淑贞等人，在昆明市卫生局登记，于1958年7月31日开始生产"解热止痛散"和"头痛粉"。后来，云南有多家药厂生产这两种药。1989年，昆明制药厂生产解热止痛散，俗称头痛粉，产量较大。2005年，阿咖酚散从该厂转移到昆中药公司生产。目前，云南有昆中药、云南白药、曲靖药业等14家药企生产阿咖酚散。全国各地有60多家药企生产。

听了这些，彭小云放心了。

（谢荣保）

祛风除湿，话史国公药酒

　　话说公元1644年，清兵攻破燕京，明王朝危在旦夕。兵部尚书史可法率领大批兵马，开往江北，抵御南下的清兵。正值寒冬腊月，史可法和将士顶风冒雪，坚守阵地。不久，许多人觉得浑身筋骨疼痛，行动吃力。史可法心中十分焦急，这会削弱军队的战斗力。

　　有天晚上，帐外出现了一位白发苍苍的老人。老人红光满面，笑盈盈地说："听说忠勇爱国的史督师和众将士身患风湿，我有个方子，专治此病。"说罢交给史可法一个药方，叮嘱制备之法后飘然而去。史可法吩咐按方配药，泡于酒坛之中，每天令将士服用，果真治好了军中的风湿病。将士们生龙活虎，连打胜仗。后来，此方及其制法传入民间。人们为了感谢史可法，便把这种酒称为"史国公药酒"。

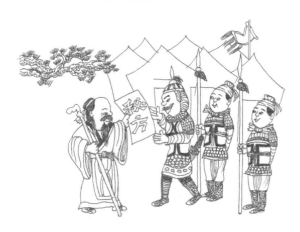

　　史国公药酒处方由玉竹、鳖甲、白术、牛膝、桑寄生、蚕沙、川芎、防风、木瓜、当归、红花、甘草、羌活、独活、续断、鹿角胶、红曲等药材组成。该方配方全面，既祛风化湿，通络止痛，又兼补肝肾、强筋骨，补血活血，还注重养阴护胃。驱邪不伤正，化湿不伤阴，实为治疗风、寒、湿痹的良药。

史国公药酒的功能与主治为："祛风除湿，活血通络。用于风寒湿痹，骨节疼痛，四肢麻木。"史国公药酒是治疗风湿病的良药。

在云南，风湿病是常见病之一。金平元阳山区，冬季湿冷，风湿病多发。风湿病，中医称之为痹症。居处潮湿、冒雨涉水、晨闯雾露、夜卧当风等，使气血运行不畅，又或肝肾虚弱，血气虚弱，正气不足，更易遭受风寒湿邪，引起肌肉、筋骨、关节的酸、麻、胀、痛，四肢活动、伸屈不利，关节肿大变形等症，称之为痹证。每遇涉水冒雨、天阴下雨，往往就会加重。有人无奈地把风湿痹症称之为身体的"天气预报"。风湿病除了肌肉筋骨、关节酸痛难受外，时间长了还会引起关节肿大，行动不利，需倚杖而行；甚至关节变形，肌肉萎缩，生活不能自理。

在昆明，1981年，中华老字号企业"昆中药"获得云南省卫生厅颁发的史国公药酒的生产批文，具备该药的生产条件。该药按照《卫生部药品标准》的处方生产，属国药准字号的药酒。目前，全国有20家药厂有史国公药酒的生产批文，云南仅"昆中药"一家。

值得一提的是，史国公药酒的剂型是药酒。药酒剂把药物和酒完美地结合在一起。酒的食用在中国源远流长，文人雅士斗酒吟诗，作画饯行，留下了不少佳作。寻常百姓也能把酒为乐，畅享人生。《博物志》曾记载道："昔有三人冒雾晨行，一人饮酒，一人饱食，一人空腹。空腹者死，饱食者病，饮酒者健。此酒势辟恶，胜于他物之故也。"酒能舒筋活络。酒与药的结合，弥补了药的苦味的缺陷，也改善了酒的风味，相得益彰。

史国公药酒把药和酒的这种优势充分发挥，用于治疗风湿病，便于经常饮用。从前，许多云南人都曾"呼儿将出换美酒，一壶浊酒除风湿"，喝过史国公药酒。喝史国公药酒，既除病强身，又借酒抒怀，一举两得，不失为养生一大快事。

（金凌）

止咳止血的小草——白及颗粒

"没有花香，没有树高，我是一棵无人知道的小草，从不寂寞、从不烦恼，你看我的伙伴遍及天涯海角……"一曲《小草》唱出了小草顽强的生命力！在中药百花园里，有一棵极为普通却能治顽疾的小草，它就是宝贵的白及。

白及生长于山野、山谷较潮湿之处。是多年生的草本植物，高15～70厘米。根茎（或称假鳞茎）呈三角状扁球形或不规则菱形，肥厚肉质，富粘性，常数个相连。茎直立，叶3～5片，花紫色、淡红色或黄白色。主要分布于河北、河南、四川、贵州、云南等省区。

"卖白及了！卖白及啦——"中秋过后，昆明街头，小贩的吆喝不断。昆明民间把本地的黄花白及称"小白及"。居民常用小白及根茎煮食，来润肺止咳。

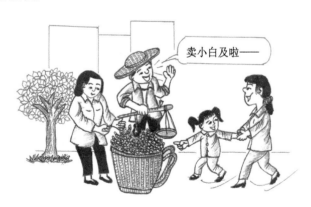

《滇南本草》记载：白及"治痨伤肺气，补肺虚，止咳嗽，消肺痨咳血，收敛肺气"。云南广泛使用白及，各地的运用经验丰富，有单方，也有与其他药配伍的复方。

肺痨是旧社会危害较大的疾病。鲁迅的名篇《药》里的华小栓，得了痨病，无药可救。其悲剧既有自身免疫力低的原因，也有缺医少药的根源。

现代医学揭示，肺痨，又称肺结核，是结核菌引起的一种慢性传染病，主要表现为咳嗽、咯血、潮热、盗汗及身体逐渐消瘦等状况。成人主要在劳累过度后，正气虚弱，淋巴结内的结核菌骤然繁殖而致病。

2017年1月，中央电视台播放的电视剧《于成龙》中有段情节：天下第一廉吏于成龙过于操劳，积劳成疾，出现咳嗽、咳血，当地百姓用连及草（产于福建、江西）即白及治好了他的疾病。于成龙恢复健康后继续为民效力。那时用的是汤药。

为了便于服用，药厂按该药的特性生产出成药——白及颗粒。白及颗粒为单方制剂，充分保留了白及的有效成分，用少量白糖粉降低其苦味，制成便于身体吸收的现代剂型——颗粒剂。

白及颗粒的功能与主治为："收敛、止血、补肺。用于肺结核，慢性气管炎，百日咳，肺气肿，久咳伤肺，咯血吐血。"口服：一次5～10克（1袋），一日3次。外感咳血，肺痈初起及肺胃有湿热者（口干口苦，渴不欲饮，或口甜黏浊，食甜时则冒酸水）忌服。注意事项：不宜与乌头类药材（川乌、草乌、附片）同用。

白及能治咳血，是因为白及含有白及胶、白及薜荔果多糖等主要成分。白及胶（黏液质之一，为白及甘露聚糖，由4分甘露糖和1分葡萄糖组成的葡配甘露聚糖）在新鲜的白及块茎中含淀粉30.48%、葡萄糖1.5%及挥发油。有人研究发现：白及有缩短凝血时间，可局部止血的作用，被认为与其所含大量白及胶有关。同时，白及胶对结核杆菌有明显的抑制作用，即抗菌、消炎作用，毒副作用较小。

云南是生产白及制剂较早的地区。1974年，《云南省药品标准》收载"白芨冲剂"标准，昆明、曲靖、玉溪、楚雄、保山等地的药厂均生产该药。1997年，更名为"白及颗粒"，并载入国家《卫生部药品标准·中药成方制剂》第12册。目前，白及颗粒为云南省特产中成药，全省有14家药厂持有该药的生产批文。

希望白及及其制剂的叫卖声更加嘹亮，希望微乎其微的这棵小草给全社会带来福音！

（李淑红）

体虚受寒可服参苏丸

近年来，在家门口买不到药的情况减少了，特别是许多边远地区居民缺医少药的状况得到改善。说到缺医少药，这里有一封信，算是一个例子。

"我是景洪县普文糖厂退休职工李某某，……是风寒入肺和支气管炎等症，曾在思茅药材公司买过你们厂生产的参苏理肺丸，也曾吃好过几个类似的病人。但（现在）思茅、景洪和普文区都买不到参苏理肺丸……特来信向你们厂联系，是否可以给予办理邮购手续？"1988年4月15日写的这封信说，昆明的药在西双版纳、思茅（现普洱）医院里没货。

的确如此，参苏丸，以前叫参苏理肺丸。云南生产和使用历史久远。有人认为，明代时云南嵩明兰茂曾使用过参苏饮。又据档案史料，清咸丰丁巳年（1857）开设的福林堂、清光绪十八年（1892）开设的寅生堂都制售其成药，称"参苏理肺丸"。中华人民共和国成立后，参苏理肺丸收入《昆明81种成药配方目录》（1954），为大蜜丸。《云南省药品标准》（1974）收载了参苏理肺丸的大蜜丸和水丸的质量标准。20世纪90年代，地标升国标时，更名为"参苏丸"。

云南高原，白天和夜晚的温差较大，居民容易着凉、发寒、发痧，一不留神就受寒感冒。起初，怕寒怕冷，特别是户外农活中，日晒出汗后突然被雨淋，有的发病迅速，称之为"泥鳅痧"，想吐又吐不出来，随后发热或四肢酸疼，肩颈僵痛。未及时加衣的，可出现咳嗽、鼻塞，迁延几日，转变为口中有痰，声音粗醿。遇到这种情况，可服参苏丸。素习体虚或做农活的朋友，平时可买些参苏丸放着，受寒后及时服用，免生后患。

参苏丸的功能与主治为："益气解表，疏风散寒，祛痰止咳。用于身体虚弱、感受风寒所致感冒，症见恶寒发热、头痛鼻塞、咳嗽痰多、胸闷呕逆、乏力气短。"

参苏丸，起名是用处方中党参和紫苏叶，各选一个字而组成的。除这两味药外，还有前胡、葛根等药材，一共十一味药组成。党参原产于山西上党（秦代设上党郡，唐代改为潞州，今长治县）。1962年，云南从山西长治县引进潞党参，种于大理花甸坝农场，成活较好。之后，丽江、曲靖、玉溪等地纷纷引进种植。后来，云南党参成为大宗产品，出口新加坡、马来西亚。

参苏丸来源于中医经典。宋代《太平惠民和剂局方》有参苏饮。参苏丸将参苏饮中的人参，改为党参，平补中又生津。全方标本兼治，"治痰先治气"，沿用至今。目前，参苏丸有四个类型，分别为大蜜丸、小蜜丸、水蜜丸和水丸。它们的处方是相同的，功效也没差别，只是重量和黏合剂不一样。用户可根据自己的用药习惯选用。全国各地均有生产，国家给各地颁发了103个生产参苏丸的批文。云南有昆中药、云南望子隆等数家药厂生产。除医院可开到参苏丸外，各地药店里也可买到（参苏丸为非处方药）。

把参苏丸和其他药联合使用，效果会更好。例如，患者在感冒初期，可用参苏丸和感冒疏风片，可祛邪解表。感冒中后期，把参苏丸和玉屏风颗粒一起用，能益气补中。服药期间，忌烟酒及辛辣、生冷、油腻性食物。

平时，应适时预防。慎起居，适寒温。冬春之际，尤当注意防寒保暖，盛夏不可贪凉露宿。注意锻炼身体，增强体质，以御外邪。常患感冒者，可坚持每天按摩迎香穴。睡前用温水洗脚，舒筋活络。

（钱进）

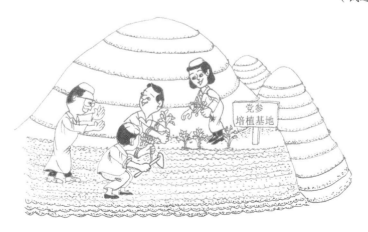

"90后"中成药止咳胶囊的自述

嗨，大家好！我也是个"90后"。1996年2月11日，云南省卫生厅"关于同意生产止咳丸胶囊的批复"下发后，我就在药厂出世了。制药叔叔阿姨们让我穿上漂亮的衣服（胶囊体），戴着五彩的帽子（胶囊帽）飞向大江南北。20多岁时，我已是治疗风寒咳嗽的尖兵。

喔，有人问，他用过"止咳丸"，问我跟止咳丸是什么关系？

告诉你吧，"止咳丸"是我的同胞哥哥。他是某药企独家产品，治疗风寒感冒咳嗽及急、慢性支气管炎的传统中成药，原为云南名中医翟玉六根据家传验方精工配制，由开设于清光绪三十三年（1907）的翟玉六药房独家经销。由于疗效卓著，旧时已创下名牌，成为云南家喻户晓的常备治咳良药。中华人民共和国成立后，止咳丸一直生产不断，使用不断，他已百岁高龄了。

在长期的生产和经营中，我哥的不足日益显现：一是服用量较大，一次6粒；二是糖衣丸，不适合糖尿病患者服用。所以，为了适应"90后"青年的习惯，满足不同患者的用药需求，药企在保证处方不变的情况下，通过大量的试验，在止咳丸老哥的处方基础上做了剂型改革，增加了胶囊剂，产出了我。

与我哥相比，我经过一定的提取，服用量减小，不需要包糖衣，崩解快，起效迅速，服用方便，年轻人和糖尿病人在风寒咳嗽时都青睐我。2002年，爸妈们把我的质量标准又做了提高，我的体质更有保障。我的名字"止咳胶囊"和质量标准就由地方标准上升为国家标准，我可高兴了。

光有一个我还不行，我得向孙悟空一样，变出无数个我，才能为民除害。为了能变出无数个一模一样的我，药厂做了大量试验，结果能稳定地批量地生产出无数的我。我与哥哥相比，虽然长相有差异，但疗效完全一样。

我的本事和老哥一样。国家标准里说，我的功能与主治为："降气化痰，止咳定喘。用于风寒入肺，肺气不宣引起的咳嗽痰多，喘促胸闷，周身酸痛或久咳不止，以及老年急慢性支气管炎。"大家说，我是风寒咳嗽的克星。

　　我的组方是我的十八般武艺，有川贝母、桔梗、白前、前胡等二十二味。这些武器中我最得意的是产自我家乡云南的地道药材，比如云防风、丽江厚朴、昭通半夏等。有人从我的闺密那儿得知，我有神器罂粟壳，的确是有的。又有人担心成瘾的问题。我辟一下谣：此问题多年前就有一篇"止咳丸中所含罂粟壳安全剂量及质量标准探讨"的论文，对哥哥止咳丸中所含的罂粟壳是否有成瘾性等问题做了分析研究，结论是：哥哥止咳丸虽含罂粟壳但属安全，不会具有成瘾及毒麻作用。我与哥哥是同胞兄弟，成分一致，给药途径一致，只是剂型不同而已，故我俩一样，不会成瘾。

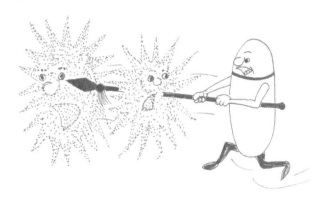

　　在2012年闹得沸沸扬扬的毒胶囊事件中，我相安无事，因为我是知名药企的独家品种，我所穿的衣服及戴的帽子都是严格按照《物料供应商评估和批准操作规程》规定而采购的，用材是经政府部门审查合格的。

　　虽然我比哥哥小89岁，但我可有活力了。2017年2月，我进入《国家基本医疗保险、工伤保险和生育保险药品目录（2017年版）》中，属于祛痰止咳剂，我施展拳脚的地方更大了。

　　说了那么多，想必大家已经了解我了吧。我想让"90后"更加关注我，像哥哥的老用户一样，在感受风寒、咳嗽时记得我。我会随叫随到，很好地发挥自己的能力，为你的健康保驾护航。当然，我真心希望各位少找我，毕竟健康是福嘛！

（白丽红）

宁神丸助你有个好睡眠

1943年夏天，云南名医李继昌的诊所来了一位31岁的妇女。眼睛青黑、凹陷，嘴唇干裂，声音嘶哑地说：晚上翻来打滚睡不着觉，夜里常起床，睡着一下么还说胡话、梦话，时常从梦中惊醒。这种状况有一月多了。李医生看她舌呈绛紫色，舌苔稀薄；号过脉，两寸之处的脉独大。医生给她开了养心安神的药。连服3剂，10多天后，女士能安静入睡了。

在《李继昌医案》里，医生说她是由于血虚而心火独亢引起的失眠。

现在工作节奏快，压力大，尽管温饱不成问题，但失眠却常常影响着健康，成为一个大问题。2002年，世界卫生组织确认"空气、水、睡眠、食物"为人生命的四要素，将睡眠作为生命延续必不可少的要素。可见，睡眠关系人的生存。

失眠的困扰，自古有之。古诗中充斥着大量失眠带来的烦恼，比如，"长夜不能眠，伏枕独辗转""忧人不能寐，耿耿夜合长"（《汉乐府·伤歌行》）、"殷忧不能寐，苦此夜难颓"[（南北朝）《谢灵运·岁暮》]、"揽衣起踯躅，上观心与房"[（三国）阮瑀]、"清夜不能寐，悲风入我轩"[（西晋）陆机]。这些诗句，剔除情感，不无失眠的折磨。

改善睡眠，提高睡眠质量，是时代赋予科学工作者的神圣使命。中医药为此做过独特的探索。对失眠或不寐的治疗，中医分虚和实两证。临床用药是以补益、安神、清热三大类药物为主线，随证配伍，形成化痰、行气、消食、活血、平肝、温里、固涩等的用药规律。如名方"归脾汤""柏子养心丸""朱砂安神丸""加味宁神丸"等。其中以"加味宁神丸"化裁而来的宁神丸，是治疗血虚得厉害而内热较重的中成药。

宁神丸的功能与主治为："养血安神。用于心神不宁，烦躁梦多，神经衰弱，惊悸失眠。"

宁神丸之名和药方，最早见于元代许国祯所著的《御药院方》（1267年刊刻）宁神丸。该方由白茯苓、五味子等17味组成。明代医家郭鉴《医方集略》（1545）对《御药院方》宁神丸化裁加减而为"加味宁神丸"，主治"心血不足，惊悸怔忡，健忘恍惚，一切痰火之证"。现行的宁神丸，继承了郭鉴的加味宁神丸处方和主治，使治疗范围更加明确。

现在的宁神丸是由"加味宁神丸"除去黄连而组成的。它由地黄、陈皮、川芎、当归、白芍、远志、酸枣仁、麦冬、平贝母、甘草和茯苓11味药材组成。

宁神丸方中重用地黄，地黄为凉血要药，又滋肾阴、养肝；当归、白芍、川芎补血活血化瘀，助熟地黄补血活血，四者为君药。酸枣仁、茯苓、远志分别能养心敛汗，健脾补中，宁心安神，三味为臣药。麦冬、平贝母均可补肺阴，清肺热，清心除烦，两项为佐药。陈皮既能健脾，又能理

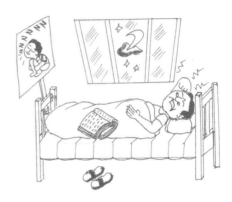

气，可使补而不滞，有防止壅遏的作用；甘草调和诸药，二者为使药。诸药合用，共奏养血安神之功。地黄的滋补作用，唐代白居易的咏药诗《采地黄者》有生动的描写："与君啖肥马，可使照地光"。

宁神丸全方为补血名方"四物汤"和滋养安神剂"酸枣仁汤"化裁而得。本方的配伍特色是以补血活血为主，辅之养心除烦。针对的是血虚引起的虚热内扰而失眠、睡卧不安、夜半惊醒、虚汗多梦、怔忡、惊悸、头目眩晕、牙龈肿痛、肺热燥咳、易怒健忘、咽干舌燥等症。用前应辨清这些症状。

云南生产宁神丸已有20多年的历史。目前，该药按卫生部药品标准（《中药成方制剂》第四册，WS_3-B-0728-91）生产。全国生产宁神丸的药厂在广东和云南，云南仅昆中药生产。

"补血宁心神，一觉熟睡百病消"。对血虚而失眠的朋友，宁神丸是令人熟睡的好方。

（陈宗凤）

驱蛔止痛的乌梅丸

春回大地，万物复苏，蛔虫等寄生虫不知不觉侵入人体。一场人虫之战在所难免！在这场没有硝烟的战争中，蛔虫深居腹中，易守难攻，战况不容乐观。

知己知彼，方能得胜。生物学家探知了蛔虫致病的过程。蛔虫在进入人体前是微小的蛔虫卵，常常粘附在菜叶、瓜皮等食物上，一旦冲洗不净，就可能通过口腔进入人体。蛔虫卵在小肠内寄生下来，蛀蚀营养物而慢慢成长，由小变大，长到4~5厘米甚至10厘米左右。

蛔虫虽小，危害巨大。在消化道内，蛔虫窃取人吃下的营养食物，掠夺养分，使人面色萎黄，日久形体消瘦，影响青少年的发育和成长。蛔虫不仅拦截"营养供给"，而且摧残消化道。它蛀蚀机体，导致长期的腹泻、痢疾、结肠炎、胃肠炎等疾病。蛔虫蠕动或乱窜引起脘腹胀痛、呕吐烦躁、吐蛔等症。有时蛔虫从肠道上逆，使儿童躁动不安，造成四肢不温、寒热错杂的蛔厥症。有时钻入胆道使右上腹钻顶一样的剧痛，儿童则不由自主地拍胸打肚、手足失常。有时临到吃饭前，蛔虫蠢蠢而动，小孩或咬手或抠鼻，烦躁不已。诸如此类都是蛔虫作祟。

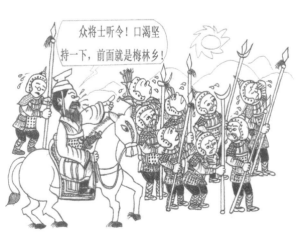

众将士听令！口渴坚持一下，前面就是梅林乡！

与蛔虫长期作战，人们掌握了它的动向。蛔虫喜甜怕酸，喜温怕冷，好动好窜，善于钻孔。针对它"得酸则静，得辛则伏，得苦则下"的习性，人们用味道酸酸的乌梅、辛辣的花椒和细辛、苦苦的黄连和黄柏来降服它；为了防止它乱窜，减轻腹痛，又用热性的附子、干姜和桂枝来温脏祛寒；用人参和当归来补养气血，扶助正气。再把这些药组合起来，制成药丸，称"乌梅丸"。

乌梅丸的功能与主治是："缓肝调中，清上温下。用于蛔厥，久痢，厥阴头痛，症见腹痛下痢、巅顶头痛、时发时止、躁烦呕吐、手足厥冷。"乌梅丸寒热并用，邪正兼顾，以温肠胃为主，兼清郁热而安蛔。其中的乌梅肉不仅止渴，而且止痢。

对于蛔虫，医生对症下药，准备一举歼灭。下药后，乌梅丸有力地打击了蛔虫的嚣张气焰，把它从肠道驱除出去。赶尽害虫，失地收复，营养又正常供应机体了。

乌梅丸驱虫累累获胜，其制造技术也日益丰富。乌梅丸方最早治蛔厥证的是1800多年前的东汉名医张仲景，他创制了这首驱蛔良方，记载在《伤寒杂病论》里。现在使用的乌梅丸，沿用其处方和功用，只是制造方法与之有别。乌梅丸目前有大蜜丸和水丸两个规格。

云南制售乌梅丸较早。有明确记载的是，昆明开设的几家老字号药铺，如清代咸丰丁巳年（1857）开设的福林堂、清光绪十八年（1892）开设的寅生堂中药铺等，都制售过乌梅丸。

今天，乌梅丸已载入《中国药典》（2015），跻身《国家医保目录》。乌梅丸战斗在驱蛔止痢的第一线，战果辉煌，为保护青少年等易感人群立下汗马功劳。

乌梅丸除治疗胆道蛔虫症外，还有治疗慢性菌痢、慢性胃肠炎、溃疡性结肠炎、降血糖及抗肝纤维化等作用。姚茹冰、邱明义、卢健等人在《广州中医药大学学报》2003年第20卷第1期、《中医药学刊》2005年第23卷第5期等学术刊物上报道了这方面的研究成果。此外，还有用乌梅丸加减治汗证、胃脘痛、失眠等疾病的报道。

"不战而屈人之兵，善之善战也"，不战而屈蛔之兵，才是最好的战法。因此，养成良好的个人卫生及饮食习惯，避免吃入不洁食物，切断寄生虫卵的生长繁殖链条，才是上策。

（吴冬蕞）

龙胆泻肝片与苦胆草片的区别

龙胆泻肝片，读者一看，就知道这个药的主要成分和治疗部位，似乎无须啰唆。这里要回答朋友们问得较多的问题——它与苦胆草片的区别。

前面《泻肝火的苦胆草片》一文说，苦胆草片是由苦胆草一味药制成，是"糖衣炮弹"；而龙胆泻肝片是由苦胆草与黄芩、柴胡、泽泻等九味药材一同生产，用这些药材的颗粒直接压成素片，不包糖衣。虽然两者都属于片剂中的半浸膏片生产法，但工序不同。后者的工序，增加了柴胡等的提取挥发油、煎煮等过程。

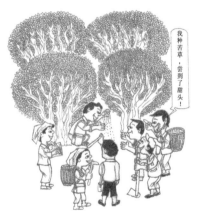

我种苦草，尝到了甜头！

苦胆草又称龙胆草、滇龙胆草。龙胆泻肝片与苦胆草片的药名虽不同，但都用到滇龙胆草。云南是我国最大的龙胆草产地。进入21世纪以来，苦胆草已成为边疆群众脱贫致富奔小康的"甜草"。

临沧市云县茶房乡响水村的村医石兴海，于2001年用荒山试种13亩苦胆草。滇龙胆喜生长在海拔2400米左右的高寒地带。但因种子极其微小，一个小拇指尖大的花苞有种子2000多粒，哪怕是微风，种子也会被吹跑，撒种难以出苗。后来县科协解决了这一问题，与茶和核桃树套种，出芽率大幅提高。石兴海又给村民做示范，成立中草药协会，扩大种植面积，与药厂签订销售协议。7年后，周边乡镇种龙胆草7万多亩，2万多户脱贫。茶房乡等地被云南省科技厅和药监局评为"云药之乡"。

云南的龙胆泻肝片比苦胆草片问世早。龙胆泻肝片的处方出自清代汪昂《医方集解》（1682）龙胆泻肝汤。旧时昆明中药铺，如福林堂等，制售龙胆泻肝散，供顾客使用。1976年，龙胆泻肝片收入《云南省药品标准》中（苦胆草片为1978—1980年收入）。地方标准升国家标准后，龙胆泻肝片载于《卫生部药品标准中药成方制剂》第十二册（WS$_3$-B-2302-97）。现在的龙胆泻肝片是按国家质量标准生产的。龙胆泻肝片是国家基本药物，属清肝胆湿热剂。

龙胆泻肝片的配伍特点是泻中有补、利中有滋、降中有升、祛邪而不伤正，泻火而不伐胃，使肝胆实火得以降抑。与苦胆草片相比，龙胆泻肝片的泻火力较强。

二者不仅配伍、工艺不同，药理作用也不一样。苦胆草片主要为龙胆苦甙、龙胆碱等成分。龙胆苦甙能健胃；龙胆碱能镇静、降温、抗惊厥。西医上用来健胃、消炎、解热。龙胆泻肝片含有龙胆苦甙、龙胆碱、黄芩素、黄芩甙、栀子素、泽泻醇等主要成分；药理作用广泛，具有抗菌、抗炎、增强免疫功能、抗过敏等作用。

中医临床应用也有差别。苦胆草片有泻肝降火、清利湿热的作用；用于肝胆湿热引起的目赤肿痛、咽喉肿痛、耳肿、胁痛、阴囊肿痛及湿疹等。龙胆泻肝片的功能与主治是："清肝胆，利湿热。用于肝胆湿热，头晕目赤，耳鸣耳聋，耳肿疼痛，胁痛口苦，尿赤涩痛，湿热带下。" 西医用于原发性高血压病、神经性头痛、偏头痛、急性结膜炎、神经性耳聋、化脓性中耳炎、外耳道疖肿、急性黄疸性肝炎、急性胆囊炎、急性肾盂肾炎、急性膀胱炎、尿道炎、急性前列腺炎等。

龙胆泻肝片除具有苦胆草片的适应症外，还用于头疼眩晕、暴风客热、耳鸣耳聋、小便淋浊、带下阴痒。除上述主治外，龙胆泻肝片还有人加减后用于治疗失眠、肝胆湿热性带状疱疹、单纯疱疹病毒性角膜炎、急性湿疹、便秘性肠易激综合征、复发性口腔溃疡[①]。

苦胆草片仅一味药，是否可多服几片呢？不能，过量则反致恶心呕吐。龙胆泻肝片为复方制剂，是否较适合孕妇、儿童、年老体弱者？不能这么说。龙胆泻肝片里龙胆草的含量较低，但整个方子为寒药，因此，孕妇、儿童和体弱者慎用。

龙胆泻肝片的服用忌口和其他注意事项，与苦胆草片一样。

（吴叶）

---

① 郑建华. 中药内服配合外敷治疗肝胆湿热型带状疱疹32例临床分析[J]. 新疆医科大学学报，2009，32（9）：1352-1353+1355.

桂附理中丸：扶阳派的代表方

桂附理中丸是温中祛寒的常用药。平素脾胃虚寒、手足不温的人，在冬季户外、阴冷环境下工作，保护不及时，常常病情加重。桂附理中丸是保护这些人群的良友。

1986年11月13日，贵州省江口县气象站的一间办公室内，一位姓杨的男子正在伏案写信。他的信是写给昆明某药厂的。信上说："我最近出差贵阳，从我的一位朋友的母亲那里得知，你厂生产的附桂理中丸，原杨衡源名牌产品，能治手足僵冷的病，而且效果明显。她是同事到昆明买到的。我的手足很冷，常常带来感冒，我想购买两盒。"

如今，这封患者来信保存在产品档案里。的确，桂附理中丸原来称作"附桂理中丸"，是云南老药。20世纪80年代的药盒上印有"原杨衡源名牌产品"文字。杨衡源保龄药室是民国时期昆明的中药铺大户，所制的附桂理中丸，旧时就驰名云贵川。

云南名医吴佩衡等人善用桂附理中汤。家住昆明市环城东路的曾姓小伙，17岁，因饮食受寒起病，发热恶寒，头痛身疼，请医生看病无效后，送入本市西山脚下高峤某医院住院治疗。住院19日后，施以针药，发热虽退，然病势则日益沉重。会诊后，以输血方法挽救，则更加危笃，宣告无效。无奈，1943年10月25日请吴佩衡诊治，吴佩衡到医院时，得知其虽不发热，但腹中鼓胀，小腹疼痛，不时呻吟，小便短赤，大便有七八日不通，饮食不进，日夜不合眼，脉搏弦紧。遂断为"伤寒病少阴之寒化证"：阳气内虚，阴寒太盛，寒水阴气内结如冰霜，腹内阴霾四布，发热虽退但里寒已极。"唯有扶阳抑阴温化之法……以仲景通脉四逆汤加吴萸、上桂治之"，吴医生每天视诊，精心施药，11天后，小伙转危为安。"续以黄芪建中汤、桂附理中汤及归脾养心汤等善后调理10余日"，出院。这件事记载在《吴佩衡医案》之中。

吴佩衡极其推崇扶阳在治病中的作用。他对白附片、肉桂等温里药运用独到，人称"吴附子"。他的医学心得，被云南中医药界继承和发

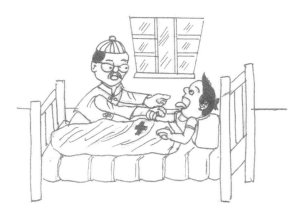

扬。1972年，云南省中医学院编辑的《中医常用方剂手册》收载了桂附理中汤，并加歌诀说："呕利肠鸣兼腹痛，或加附桂总扶阳"，把它与理中汤、附子理中汤等一起，列入祛寒类药品。现在，云南扶阳学派传承队伍日益壮大，桂附理中丸等一批代表方是扶阳派的常用药。

桂附理中丸由肉桂、附片、党参、炮姜、炒白术、炙甘草组成。方如药名，即理中汤（参姜术草）加肉桂、附片构成。桂附理中丸的功能与主治为："补肾助阳，温中健脾。用于肾阳衰弱，脾胃虚寒，脘腹冷痛，呕吐泄泻，四肢厥冷。"

据学术期刊报道，桂附理中丸还用于治疗复发性口腔溃疡、慢性结肠炎、慢性腹泻、糖尿病周围神经病变、冷秘、不稳定性心绞痛心肾阳虚证等疾病。

桂附理中丸目前全国各地均有生产，共44家药企持有该药的生产批文。云南有昆中药、云白药、腾药等数家药厂生产。本药为非处方药（OTC），药店可购买到。

（胡劼）

葛根芩连片：热泻的克星

夏秋季节，腹泻，俗称"拉肚子"，是常见病，指排便次数明显超过平日，粪质稀薄，水分增加，每日排便量超过200克，或含未消化物或脓血、黏液。腹泻分急性和慢性两类。慢性腹泻指病程在2个月以上或间歇期在2~4周的复发性腹泻，可选用参苓健脾胃颗粒等成药。急性腹泻发病急剧，病程在2~3周。急型腹泻又分寒和热。身热腹泻可用葛根芩连片。

葛根芩连片是由古方葛根黄芩黄连汤制成的片剂。葛根黄芩黄连汤出自东汉医学家张仲景《伤寒论》。《伤寒论》第34条："太阳病，桂枝证，医反下之，利遂不止。脉促者，表未解也；喘而汗出者，葛根黄芩黄连汤主之。"葛根黄芩黄连汤简称"葛根芩连汤"，擅长于治疗湿热所致的腹泻和痢疾。

葛根芩连片的功能与主治为："解肌透表，清热解毒，利湿止泻。用于湿热蕴结所致的泄泻腹痛、便黄而粘、肛门灼热；以及风热感冒所致的发热恶风、头痛身痛。"

俗话说："好方要有好药帮"。葛根芩连片由葛根、黄连、黄芩和炙甘草组成。

葛根为豆科植物野葛或甘葛藤的干燥根。秋、冬两季采挖。野葛多趁鲜切厚片或小块干燥而成；甘葛根习称"粉葛"，除去外皮，用硫黄熏后，稍干，截段或再纵切两半，干燥。

为什么叫葛根呢？东晋道教学者葛洪，在炼丹时发现了一种根，抑制了当地暴发的一场瘟疫。老百姓为了

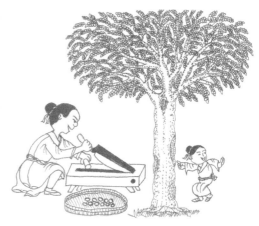

纪念葛洪，于是把此根命名为"葛"，从而有了"葛根"一词。葛根首载于东汉《神农本草经》，在唐代以前认为，野葛入药最好，而甘葛主要用作食物，也可入药用，故《伤寒论》中的葛根芩连汤所用的葛根应为野葛。2005年版后的《中国药典》亦将甘葛作为粉葛，野葛作为葛根分别收载和使用，因而，葛根芩连片中的葛根实为野葛。

明代兰茂《滇南本草》收载了葛根。民间既用葛根，也用葛花，用了葛根汤、葛花解救汤、葛花清心丸等数个药方。如今，昆明、曲靖、玉溪等地常见村民摆摊卖葛根。新鲜的葛根，用刀一切，如芋头片一样，看着就嘴馋。过路人买上几片，做零食，能生津止渴，升阳止泻。昆明西山景区的路边，常能遇到。

黄芩为唇形科植物黄芩的干燥根，始载于《神农本草经》。《滇南本草》说："所谓实火可泻，黄芩是也。"黄连来源于毛茛科植物黄连、三角叶黄连和云南黄连的根茎，分别习称"味连""云连""雅连"。全国多数地区均有分布，以云南所产者为优。葛根芩连片的葛根、黄芩、黄连，均为云南道地药材，质量上乘。

葛根芩连片中葛根解肌发表退热，健脾升阳止泻，为君药；黄芩、黄连清热解毒，燥湿止痢，为臣药；甘草缓急和中，调和药性，为佐使药。全方配伍，共奏解肌透表、清热解毒、利湿止泻之功。

药理毒理研究显示，葛根芩连片有抗菌、止泻、解热和抗炎等作用。西医上常用在急性细菌性痢疾、急性或慢性肠炎、溃疡性结肠炎等病上。

吴国寿在《中国社区医师》2011年13卷34期上，比较葛根芩连片和诺氟沙星治疗急性腹泻的疗效，结论是："葛根芩连片可用来治疗急性腹泻。"这为临床上减少抗生素的使用提供了依据。

葛根芩连片为苦寒之药。因此，脾胃虚寒腹泻、慢性虚寒性痢疾者慎用。服药期间，忌食辛辣、油腻饮食。不可过量、久用。严重脱水者，应该多喝糖盐水。

（谢荣保）

风寒咳嗽可服通宣理肺颗粒

云南的国医名师熊辅信医生曾参与《感冒治疗学》的编写，对风寒咳嗽，能从病理、药理和药学上给以定性、定位和定量的分析和诊疗。

一天，一个51岁的男子来到云南省第一人民医院中医科，医生熊辅信请他坐下。男子说，昨夜贪凉，伤风了；现在咳嗽，鼻子堵，淌清鼻涕，头痛，怕冷，身上热。熊医生为他号脉后，开两副药。一旁的学生范宏涛、陈彩云看着这一情景。整理处方时，他们发现，除杏苏散（去生姜和大枣）外，方里还有麻黄和黄芩，于是不解地问："熊老师，风寒病加麻黄能理解，麻黄是宣肺首药。怎么又加黄芩呢？"

熊老师说：黄芩是泻肺火的良药。明代李时珍，年轻时得了感冒咳嗽，久咳不止，发热，火燎皮肤，后来竟然每天咳痰一碗多，口渴多饮，吃不下，睡不好。他父亲是医生，开始也不知所措，开了柴胡之类的药，还是不见好。家人和邻居都担心，怕保不住命了。他父亲着急了，查遍医书，终于发现金元时期的四大名医之一李东垣的一个方子：用一味黄芩汤治肺热火燎。于是，赶快称黄芩一两，水两盅，煮成一盅，给李时珍服下。第二天，热全退了，痰咳也好转了。事后，李时珍非常感叹："药中肯綮，如鼓应桴。医中之妙，有如此哉！"意思是说，药用对了，就像木槌打到鼓上一样，立刻见效。医病的巧妙，就在这里啊！

熊老师耐心告诉他们，黄芩虽是清热药，但它具有抗病毒的作用，黄芩的黄酮成分可抑制流感病毒A和B。果然，过了几天，那男子告诉熊医生，咳嗽好了。

咳嗽是感冒的明显症状。咳嗽、打喷嚏、气

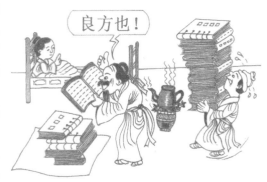

喘等令人不安的现象，中医统称为"燥"。燥分寒和热，咳嗽也分为寒咳和热咳。寒咳是外部寒凉风邪而引起的咳嗽，常出现鼻子阻塞，或淌清鼻涕，伴有头痛，怕寒怕冷，有的咽喉痒、干咳。

凉气里究竟是什么引起咳嗽？肉眼无法识别。用显微镜，人们看到，始作俑者是那些极其细微的病毒和细菌。其中，病毒感染占50%。进一步的研究发现，在病毒感染中，鼻病毒和流感病毒又占较大的比重。

抑制鼻病毒和流感病毒是治疗凉燥（外感风寒）的主要方法。由于病毒的变异，加之抗病毒药物的滥用，降低了身体自身的免疫力，致使西药的抗病毒药物比较有限，且疗效一般。中药在抗病毒感染的治疗上有着自身的优势。

熊辅信医生用的这一汤剂，也做成通宣理肺颗粒（丸、片）。通宣理肺颗粒的功能与主治为："解表散寒，宣肺止咳。用于感冒咳嗽，发热恶寒，鼻塞流涕，头痛无汗，肢体酸痛。"

通宣理肺颗粒的处方由清代《温病条辨》"杏苏散"加麻黄和黄芩（去生姜和大枣）组成。杏苏散是"秋燥"中"凉燥"（风寒咳嗽）的代表方。

《卫生部药品标准》第7册（1993）中的"伤风咳嗽冲剂"，较通宣理肺颗粒，多葛根一味。二者均为比较轻的辛温药。

目前，通宣理肺颗粒全国有11家药企生产，云南省仅昆中药1家生产。2014年，通宣理肺颗粒列入《国家基本药物目录》。2009年和2017年，两次列入《国家医药保险药品目录》（甲类）。

风寒咳嗽可用通宣理肺颗粒（片）。除此之外，还有许多综合措施。比如，保持鼻腔清洁；饭前便后洗手，不随地吐痰；避免与患者接触；多喝水，注意休息；合理饮食，适量运动等。讲究卫生，防患于未然，方能保身体平安。

（杨祝庆）

索 引

（按汉语拼音顺序排列）

后 记

2014年11月,"中华老字号"企业昆明中药厂有限公司(简称昆中药)传承保护的"中医传统制剂方法(昆中药传统中药制剂)"入选国家级非物质文化遗产代表性项目名录。这是云南省第一项入选国家级非遗名录的中药文化,实现了云南省入选国家级非遗名录零的突破。入选不是终点,而是保护的起点。

出版产品故事集,整理产品背后的历史文化,是该项目传承保护的措施之一,列入保护计划之中。入选之后,昆中药公司组织员工,征集档案文物史料,记录老药工技艺,挖掘和整理历史文化,试图讲好这份宝贵的非物质文化遗产故事。

非物质文化在哪里?在人身上,在活着的人身上。"昆中药传统中药制剂"这项非物质文化,在哪里?在医师、药师、药工身上,在创制人身上,在制剂工身上。

为抢救这些故事,昆中药公司组织非遗小组开展资源调查,采访了50余名医师、药师、药工和老药铺后代,记录他们的事迹,搜集他们保存的照片、文件、物件等档案文物资料。

许多老医师、药师翻出传家宝,讲述了家传验方的故事。翟玉六药房的孙子翟昌礼医师提供了止咳丸的史料,回忆母亲崔氏献方事迹。"吴附子"之子吴生元,讲述了福林堂的来历。戴丽三的后代提供了戴氏献方事迹。姚贞白之孙姚济白医师提供了福元堂、姚济药号、姚济药室的史料……让我们明白许多经典名方的来历。

许多药工捐献了自己珍藏的档案。老厂长赵子信捐赠了《丸散膏丹制造过程规格表》,杨衡源赢仙药室的学徒朱德昌、大安堂瑞记药号的学徒杨铁舟捐赠《老药工荣誉证书》，保和堂的学徒赵桂英、制作浸膏的老药工刘珍、叠丸老药工张元昆、炮制能手春永仙等人都捐赠了老照片、证书、药铲等文字或实物档案。吉盛昌药号店主周盛阳之子、配方老药工周仲华，捐赠中华人民共和国成立之初的昆明制剂标准《昆明81种成药配方目录》（1954）。这份"镇厂之宝"又发挥了它的历史作用，成为药史大道上的路标。

许多旧时药铺的后代捐出珍藏的史料。杨大安堂的后代杨寿丰捐赠了1952年大安堂福寿药号店主杨畴五等人与药工庆国庆的照片、参茸幻灯片，生动地再现了大安堂的历史风貌。大安堂的后代杨寿海之子杨思俊捐赠了旧照片等资料。"公私合营时，郑家把体德堂的一针一线都交给了厂里，支援社会主义建设。现在又把这些资料复印给你们。我们把根留在厂里，要把这个300多年的老桩栽得更深！"延续300多年的云南体德堂店主郑禹臣的后代郑家声，激动地说。他把自己珍藏多年的60余份档案资料无偿复制给我们……

正是有了这些，这项国家级非遗"昆中药传统中药制剂"文化老桩才栽得更深，才枝繁叶茂，我们也才能一睹云南老药的风雨历程。在这里，向无私提供史料的你们，致以衷心的感谢！

在传播时，云南日报报业集团的编辑刘婕热情相约，辟专栏、写栏语，定版面、提要求，认真核稿、精心编排，连续在《云南日报》上把昆中药公司专家团撰写的"云南老药经典解读"科普小品文，奉献给读者。一次，一名头戴帽子身着浅蓝色中山装的老干部，拿着报纸，找到厂里，对作者说："我天天等着看，怎么一周才一期呀？""没办法。"他问："有汇编吗？"我们遗憾地告诉他："没有。"

应读者需要，为持续供给科普小品文，云南省中医药学会和云南省中西医结合学会联袂，有了办法。两会争取到云南省科学技术学会的政府资金资助，继续在昆中药公司实施"中医药非物质文化遗产科普示范基地建设（第1期）"项目，再请专家团成员，继续整理和创作第二批38个非遗老药的科普小品文。稿件要求照旧。实施一年，圆满完成。

2020年9月，《云药故事》出版列入云南省社会科学界联合会举办的云南省社会科学普及示范基地的建设项目，给予支持。云南省社会科学界联合会要求，讲好云南故事，讲好云药故事，做好普及工作，创新载体，培育品牌，长效运作，服务公众，努力满足人民群众日益增长的精神文化需要，提高人们的思想道德素质和人文社科素质，促进人的全面进步和社会的全面进步。

出版产品故事集，从开始申报"中华老字号"搜集资料，经过列入国家级非遗"昆中药传统中药制剂"保护计划，最后变成实现，前后10余年，现在圆满兑现了承诺。那位中山装的愿望也终于实现了。在此，感谢关心、支持本书出版的各界人士。

一个事物，在与其历史互动中，能得到说明。药品使用说明书，剔除了历史枝叶，百姓不易理解。本书还原了部分枝叶，说明得更清晰些。更多的枝叶，有待继续挖掘整理。鲁迅说："删夷枝叶的人，决定得不到花果。"淘宝枝叶，拼接花果，还需要更多努力。

还需说明的是：本书并非用药指南，仅仅介绍了与中成药相关的人文历史知识。根据国家规定，处方药，凭医师处方销售、购买和使用；非处方药，请仔细阅读药品说明书并按说明书使用，或在药师指导下购买和使用。

编　者

2021年11月10日